JOURNAL D'UNE ACCOUCHEUSE

LETTRES INDIENNES
série dirigée par Rajesh Sharma

Titre original :
The Purple Line
Éditeur original :
HarperCollins *Publishers* India

ISBN 978-2-330-03202-9

PRIYAMVADA N. PURUSHOTHAM

Journal d'une accoucheuse

roman traduit de l'anglais (Inde)
par Éric Auzoux

ACTES SUD

Pour ma grand-mère,
Rukmani.

On ne naît pas femme : on le devient.

SIMONE DE BEAUVOIR

UNE POUR DE LA PEINE,
*DEUX POUR DE LA JOIE**

* Début d'une vieille comptine britannique qui trouve son origine dans la superstition liée à la pie. En rencontrer une prédit la peine ; deux, la joie ; etc. Jusqu'à sept. *(Sauf mention contraire, toutes les notes sont du traducteur.)*

0

Alors que l'univers est né d'un big bang, lorsqu'une infiniment petite concentration de quelque chose a explosé, créant la matière, l'espace et le temps en une fraction de seconde, mon entrée dans ce monde s'est faite après vingt-quatre heures d'un travail ardu.

C'est ce que raconte maman.

"Tu n'as même pas crié, tu as gémi. On a dû te tenir par les pieds et te donner une fessée."

Je suis née pendant les sixties. Les *Flower Children* trippaient avec un morceau de sucre à l'autre bout du monde, des fleurs de cellophane vertes et jaunes trônaient sur la tête de John Lennon, Andy Warhol organisait son *Exploding Plastic Inevitable* et Jim Morrison se lamentait sur la mort de sa bite, quand maman m'a donné naissance, par un après-midi poisseux de juillet, à Madras.

"Il y avait une coupure de courant, dit maman. Il en fallut du sang et de la sueur pour que je t'expulse de mon ventre, mais lorsque j'ai vu ton visage la douleur est partie."

La douleur est partie et je suis arrivée.

Mon grand-père était ophtalmologue. Il est venu voir son treizième petit-enfant avec un ophtalmoscope pour vérifier la qualité de sa rétine en développement. Si j'avais pu lire, il m'aurait mise face à une charte de Snellen et m'aurait demandé de lire l'alphabet à travers les barreaux de mon berceau. À l'intention de la mère anémique du nouveau-né, il avait apporté un antidote enveloppé dans un journal, pour épaissir son sang et donner de la couleur à ses joues : deux bouteilles de vin rouge rubis.

Maman détestait le vin. Mon oncle le siffla sans se faire prier ; le lendemain, mon grand-père, la félicitant d'une caresse dans le dos, lui rapporta une autre bouteille. Ce manège se poursuivit quelques semaines durant dans la maison de mon grand-père. Tout le monde était ravi de ma naissance : grand-père, mon oncle, maman. Mais ce fut ma grand-mère qui pleura lors de notre départ.

Papa passa nous prendre dans sa Herald décapotable. Pendant que ma sœur bondissait à l'arrière comme un bébé kangourou, papa mettait nos valises bondées dans le coffre, puis nous avons démarré, ma sœur agitant les bras vers des grands-parents en larmes, un oncle et une tante joyeux et des petits-cousins qui couraient derrière la voiture comme s'il s'agissait d'une balle de cricket géante. Nous quittions la maison de Royapettah de mon grand-père pour celle de Mylapore, distante d'un kilomètre et demi.

Mylapore sent l'encens, le jasmin et la pisse desséchée. En passant devant le parc Nageshwararao, il faut retenir son souffle pendant une bonne minute avant de le relâcher une fois en face de l'usine Amrutanjan, où les vapeurs de camphre et d'eucalyptus succèdent aux vapeurs d'urine. L'espace de quelques instants, vous croyez aux promesses qui figurent sur le flacon jaune vif : *Pour le soulagement immédiat d'entorses, lumbagos, toux, froid, mal de tête et autres afflictions.*

Enfant, j'étais tout le temps malade. J'avais la grippe tous les mois et passais la nuit debout à tousser. Un jour, en prenant un rickshaw à pédales avec maman pour aller voir le pédiatre, près du bassin, nous avons longé Kapali Thotam, le bidonville où habitent les domestiques du quartier de Mylapore. Soudain, maman s'est animée et a pointé du doigt les belles femmes à la peau sombre qui parcouraient la rue. Leurs visages étaient couverts de curcuma, leurs saris de toutes les couleurs de l'arc-en-ciel et leurs bracelets tintaient au rythme d'un résident de bidonville. Maman m'a dit : "Regarde comme elles sont en bonne santé. Elles n'ont pas d'argent, mais regarde comme elles sont en bonne santé, et heureuses !"

J'ai toussé comme un chat asthmatique et approuvé de ma menue tête.

Enfant heureuse et de santé fragile, j'ai passé mon temps chez le médecin. Pendant que ma sœur jouait à la marelle dans la rue avec les enfants du voisinage, je restais assise près de la fenêtre, agrippant les barreaux entrelacés, le regard rivé sur ces cases capitales.

Mes seules sorties étaient en compagnie de ma grand-mère, lorsqu'elle m'emmenait voir une pièce de théâtre à Music Academy. Assise dans l'obscurité et l'air conditionné de la salle, le châle de soie de ma grand-mère nous couvrant toutes deux, grignotant des cacahuètes pimentées qu'elle glissait dans ma bouche, j'oubliais ma pénible petite vie, mes membres squelettiques et mes bronches encombrées. Je tombai amoureuse des gens de la scène. Quand quelqu'un changeait de costume, je le savais. Quand un acteur jouait plusieurs rôles, je le savais aussi. Et surtout, je savais ce qu'il en était de la petite maison avec le sofa et l'escalier qui menait à une chambre au fond.

Je savais qu'il n'y avait pas de chambre. Ce n'était qu'une illusion.

Un matin pâle et sans saveur, quelques semaines avant que je ne commence à aller à l'école, maman décida de modifier mon nom de Malini en Mrinalini. Par curiosité, elle s'était plongée dans un dictionnaire sanskrit trouvé dans la vieille malle métallique sur laquelle elle posait des photos encadrées sur un napperon en crochet. "*Aiayyo*! s'écria-t-elle, nous faisant tous sursauter autour de la table de la salle à manger. Vous saviez que Malini veut dire « jardinier » ?"

J'étais discrètement en train de me moucher dans la nappe à carreaux. Ma sœur Maya récitait ses tables de multiplication. Papa lisait le journal tout en trempant avec agilité son *idli* dans son *sambar** et en l'introduisant dans sa bouche avant qu'il ne se rompe en deux.

Quand maman était enceinte de ma sœur aînée, papa, qui était tombé sur une version abrégée des *Upanishad*, en était venu à croire que le monde réel n'était qu'une illusion de l'esprit de l'observateur. Quand ma sœur est née, il perçut sa forme menue à travers le regard neuf et éclairé qui était le sien et l'appela donc Maya**. Quand maman fut enceinte de moi, mon père était fan de cricket. Si nous avons un fils, avait-il dit à maman, j'ai une dizaine de prénoms tout prêts. Mais lorsque, sans le moindre bruit, j'ai fait mon entrée dans ce monde, maman m'a regardée, épuisée et déconcertée, et a pris une décision sur

* Ces galettes de lentilles et de riz cuites à la vapeur et souvent trempées dans une sauce de légumes, le *sambar*, sont un aliment de base de la cuisine tamoule.

** Maya signifie "illusion".

l'instant. "Malini, a-t-elle dit à papa en reprenant son souffle entre les syllabes, rime avec Kamini." Ainsi donc, mon prénom a été choisi pour sa rime avec celui de ma mère. "Jardinier ! Je ne vais pas laisser des gens appeler ma fille jardinier ! s'exclama maman. À partir d'aujourd'hui, elle s'appellera Mrinalini, c'est-à-dire bouquet de lotus."

Papa leva brièvement les yeux de son journal et approuva de la tête. Cinq fois un cinq, cinq fois deux dix, cinq fois trois quinze, récitait Maya à un rythme endiablé. Profitant de l'inattention générale, je mis mon pouce dans ma bouche et le suçai.

La décision de changer mon prénom fut donc prise un beau matin sur fond de dictionnaire sanskrit et d'*idli* pas assez cuits. Comme à la maison on m'appelait Malu, j'avais déjà oublié mon nouveau prénom le premier jour d'école. Quand la maîtresse me le demanda, je lui répondis que c'était Malini. Elle consulta son registre et me regarda, perplexe. Je corrigeai et proposai Mahalini. Elle passa sa liste au peigne fin. "Non, je veux dire, Sonalini." Ensuite, j'ai à peu près tout essayé de Shalini à Badrakalini, et soudain, tous les enfants qui, un instant auparavant, pleuraient leur mère se transformèrent en bouddhas rieurs, roulant sur leur ventre de porcelaine. Je me suis mise à rire aussi. L'institutrice m'a mise à la porte.

"*Twinkle, twinkle, little star, How I wonder what you are, up above the world so high, like a diamond in the sky*", chantèrent faux vingt-cinq petites de trois ans tandis que du couloir je les observais. Vingt-cinq paires d'yeux ébahis fixés sur moi, qui me firent penser que la *star* de la chanson, c'était moi.

Quelques années passèrent, et je me trouvai de nouveau dans le couloir, pour avoir fait un croquis de la déesse Saraswati nue sur mon cahier de sciences. Je garde un bon souvenir du couloir, cette fois-là. Nous étions en 1977. L'état d'urgence décrété par Indira Gandhi avait pris fin. Les cinémas du monde entier projetaient *Star Wars*. Orlando Bloom était né, Charlie Chaplin était mort. Le groupe Josie and the Pussycats avait sept ans ; j'en avais onze.

Je me rappelle encore mes onze ans. Je me suis transformée en papillon. Le matin, j'étais encore un mille-pattes mal fini me traînant sur mes petites pattes ; le soir, j'étais un papillon tropical aux ailes mauves et aux nervures écarlates. Le soleil ressemblait à une mandarine et c'était le plus beau jour de ma vie. J'eus mes règles, ce jour-là.

J'avais toujours pensé que le jour où j'aurais mes règles, je deviendrais une fille à part entière, comme Maya et toutes les belles filles du lycée qui étaient assez grandes pour jouer des rôles de vraies femmes dans les pièces qui se donnaient à l'école. Maman était aux petits soins avec Maya ces jours-là. Elle dépliait son uniforme et préparait son cartable, y glissant discrètement des serviettes, tandis que je jetais mes livres dans le mien et me précipitais vers le porche. Ce n'était que lorsque je sortais à reculons du portique avec ma bicyclette que ma mère me prêtait attention.

"Va doucement ! criait-elle en me poursuivant. Ce n'est pas grave si tu es en retard."

J'étais déjà au milieu de la rue, pédalant de toutes mes forces, une coulée de larmes sur le visage.

Mais maintenant je les avais à mon tour ! Tandis que le sang jaillissait et que les crampes envahissaient mon ventre, le soleil de Madras passait de l'orange vif au rouge profond, et j'ai pensé que le soleil saignait, lui aussi.

“Regarde le ciel”, ai-je dit à Maya, et je lui ai pris la main.

Sur le balcon, nos têtes au-dessus de la rambarde, nos cœurs au-dessus de mille fleurs, nous observions le ciel rouge sang. Je ressentis soudain un lien avec le ciel et les étoiles, imperceptible à la lumière du jour. Avec Maya aussi et toutes les filles de par le monde. Maya m’ayant fait remarquer que j’avais maintenant le pouvoir de créer une nouvelle vie, je me suis un peu prise pour Dieu. Mais surtout, je me suis sentie soulagée, car lorsque j’en aurais envie je pourrais sécher la classe de gym. Il suffirait que je dise à la maîtresse que c’était “le moment du mois” pour qu’elle me fasse un sourire et m’accueille dans le club secret réservé aux filles.

À la maison, maman encercla la date de mes premières règles sur un calendrier rempli de dieux. Souligné par son aura au marqueur, au côté des dates de ma mère et de ma sœur, il saillait ce numéro 5 répondant au regard de Shiva. Maman fit cela tous les mois, comme un astronome traçant la carte de la Voie lactée, en m’enjoignant de me souvenir de la date.

“Pourquoi ? ai-je demandé.

— Un jour, tu comprendras pourquoi.”

Bientôt, maman acheta un calendrier pour l’année à venir, il contenait des photos de fleurs de jardin. Tandis que les blanches marguerites laissaient la place aux pensées bleues, mon corps d’enfant laissa la place à un corps de femme. Je n’étais plus malade dorénavant. La puberté s’était emparée de mon corps et l’avait métamorphosé, transformant chaque cellule en une éclosion d’élément vital ; avec l’élévation du niveau d’œstrogènes, mon vagin devint plus épais et d’un rose plus pâle, et mes hanches s’élargirent en même temps que mon esprit. Pendant ce temps, l'expansion de l'univers se poursuivait à un rythme lent, les galaxies s'éloignant les unes des autres comme des taches rouges sur un ballon bleu péniblement gonflé.

J'avais seize ans. Je mesurais un mètre soixante, 90 C de tour de poitrine. Je faisais enfin partie du groupe de théâtre de l'école, dirigé par un metteur en scène professionnel de Madras. La pièce était *La Ménagerie de verre*. J'étais régisseuse. J'avais la charge des costumes de tous les personnages et de l'éclairage ; je soufflais leurs répliques aux acteurs et devais trouver les musiques. Le soir de la générale, comme la fille qui jouait Laura avait de la fièvre, le metteur en scène m'a demandé de la remplacer. J'ai enfilé sa tenue et suis montée sur scène.

Ce qui s'est passé pendant les quatre-vingt-dix minutes suivantes est brumeux. Je me vois assise dans un cercle de lumière au milieu d'une obscurité totale, regardant une licorne de verre et me sentant complètement seule. Après la générale, alors que j'étais assise et me démaquillais devant le miroir, le metteur en scène est venu me voir et m'a dit : "Quand tu fixais la licorne, tu arrivais à faire partager ta solitude au public. Tu vivais ton rôle, Mrinal. Personne n'a joué Laura comme ça avant, et ça restera vrai dans l'avenir."

Mes yeux s'emplirent de larmes qui, se mélangeant à l'eye-liner, coulèrent en grosses gouttes grises le long de mes joues.

Le lendemain matin, je fis irruption dans la cuisine en disant à ma mère que je voulais devenir actrice. Elle cessa d'éplucher les haricots.

"Voyons comment tu joues le rôle de la ménagère !" dit-elle en me tendant le couteau. Je n'en veux pas à maman. Je lui en ai fait voir. Le nombre de fois où j'ai pu entrer dans la cuisine en faisant des annonces de ce genre…

Je suis allée à la bibliothèque du centre culturel américain et y ai lu toute l'œuvre de Tennessee Williams. J'ai rêvassé au laboratoire de l'école, plongée dans la poésie au lieu de la chimie. Mais lorsqu'est venue l'heure de bachoter pour les examens du milieu de l'année, on aurait dit que mon cerveau était scindé – une moitié ne jurait que par la littérature, l'autre par la science.

Quelques mois se sont écoulés puis j'ai disséqué ma première grenouille en classe de sciences naturelles. Je l'ai mise sur le dos, ai épinglé ses pattes, découpant fébrilement ses muscles pour ouvrir son corps. J'ai identifié son cœur, ses poumons, son œsophage, son estomac, son intestin, sa rate, sa vésicule biliaire, son foie, et lorsque j'ai vu ses ovaires flotter dans l'eau telles des ailes, je me suis sentie comme Frankenstein le jour où il a décidé d'étudier la philosophie naturelle. Je vais être médecin, me suis-je dit avec une ferme conviction – un médecin qui mettra les enfants au monde.

J'ai voulu en parler à ma grand-mère, car elle avait donné naissance à plus d'enfants que quiconque de ma connaissance. Après l'école, j'ai pédalé jusqu'à sa maison de Royapettah, contre le fort vent de mousson du nord-est. Petit point sur le ballon en expansion, je dérivais, m'éloignant des autres points, des maisons et des rickshaws, des parcs et des balançoires, et des gens.

Je me suis assise avec ma grand-mère sur le banc d'amoureux délabré, à l'abri du manguier. Son visage avait l'aspect du parchemin et ses cheveux étaient blancs et doux. Elle me regarda d'un œil. L'autre lui avait été enlevé des années auparavant à la suite d'une opération de la cataracte (ironiquement, mon grand-père avait demandé à un confrère ophtalmologue de pratiquer l'intervention par crainte de faire un faux geste du fait de son implication émotionnelle), à sa place se trouvait un œil de verre de couleur grise qui jurait avec le marron clair du second. J'étais habituée à cet œil de verre gris qui regardait toujours dans la même direction. Grand-mère l'avait déjà à ma naissance. Mais qui l'aurait vue à cet instant, avec ses deux yeux incongrus et divergents, n'aurait jamais pu imaginer combien on la disait belle avant son opération.

"Grand-mère, ai-je demandé, prenant cette main ridée qui avait été charnue, pourquoi as-tu eu tant de bébés ?

— Est-ce cela qui t'a précipitée ici à la sortie de l'école, petite sotte ?" dit-elle en riant.

L'une des jambes de ma grand-mère était affectée d'éléphantiasis, l'autre semblait minuscule par comparaison. Comme chez la hyène, ai-je pensé. Le train avant de la hyène est plus long que son train arrière et son cœur fait deux fois le volume de celui d'un lion adulte, ce qui lui procure une énergie lui permettant de se saisir de ses proies à grande vitesse et de conclure sa chasse à près de cinquante kilomètres à l'heure. Le cœur de grand-mère avait deux fois la taille normale. Lorsque je suis rentrée de mon premier jour d'école, dégoulinante de larmes, elle se trouvait dans notre maison de Mylapore et m'attendait au portail. Elle m'a hissée dans les airs, a séché mes larmes de ses mains grêles et posé ses douces lèvres roses sur les miennes. Ce fut mon premier baiser.

Les femmes ne ressemblent en rien aux hyènes. Les femelles hyènes sont plus grandes que les mâles.

Elles ont une masse musculaire plus importante et sont bien plus agressives. Leur vulve a l'apparence d'un scrotum additionné de testicules. Leur clitoris est si développé qu'on dirait un pénis et leur vagin le traverse. Elles font l'amour avec ce pseudo-pénis qui s'ouvre en grand pour permettre au pénis mâle de pénétrer lors de l'accouplement, conférant à la femelle une domination sexuelle totale sur son partenaire.

Non, vraiment, les femmes ne ressemblent en rien aux hyènes.

"Je ne sais pas, finit par me répondre ma grand-mère. Les femmes faisaient des enfants à l'époque, c'était comme ça. Entre quatorze et quarante-cinq ans, ton arrière-grand-mère en a eu dix-sept."

J'ai observé les mangues de l'arbre. Elles étaient dodues et juteuses. Comme sa main, pensai-je, comme sa main il y a mille ans.

Puis son regard s'est illuminé et elle a dit :

"Mais de nos jours les femmes ont le choix. Elles peuvent avoir des enfants si elles le veulent et ne pas en avoir si elles ne le veulent pas, et, si elles s'aperçoivent qu'elles sont enceintes quand elles ne souhaitent pas d'enfant, elles peuvent aller chez le médecin et se le faire retirer. Aujourd'hui, les femmes sont libres."

Assises sur le banc, nous regardions les nuages qui dessinaient des motifs de papier peint dans le ciel. J'ai repensé aux dimanches de mon enfance. Nous rendions visite à notre grand-mère, et dès qu'elle me voyait elle me levait dans les airs comme si j'étais un ballon de plage coloré. Nous dessinions des carrés sur le sol rouille et jouions au *daaya kattam** avec

* Ancêtre du ludo.

de gros dés dorés qui tintaient. Le soir, elle me donnait un riz au yaourt sur la terrasse et me racontait des histoires du *Mahabharata*.

Ma préférée était celle du *svayamvara** de Draupadi. Comment, tel un rai de lumière, Arjuna pénétra dans l'arène, décocha cinq flèches rapides dans l'œil du poisson tournant sur lui-même et gagna la princesse à la chevelure en bataille. Lorsqu'il la ramena chez lui, sa mère demanda modestement à ses costauds de fils de partager le prix entre eux et, obéissants qu'ils étaient, ils s'apprêtaient à épouser Draupadi. Mais le père de cette dernière, le roi Draupada, hésitait à se séparer de sa fille. À ce moment du récit, Vyasa, le sage auteur de l'épopée, apparaît et dit au roi que tel est le destin de sa fille. Dans sa dernière vie antérieure, Draupadi avait perdu son mari peu de temps après l'avoir épousé ; la veuve dévastée avait alors prié Shiva de lui accorder un mari, mais lorsque le dieu était apparu devant elle, elle ne l'avait pas vu car elle avait les yeux fermés. "Je veux un mari. Je veux un mari. Je veux un mari. Je veux un mari. Je veux un mari", avait-elle dit par cinq fois. Et c'est ainsi que Shiva lui procura cinq maris dans sa nouvelle naissance.

Il arrivait que maman me trouve debout dans un coin, les yeux clos, répétant : "Je veux une nouvelle robe. Je veux une nouvelle robe. Je veux une nouvelle robe. Je veux une nouvelle robe. Je veux une nouvelle robe." Ou encore : "Je veux un petit frère. Je veux un petit frère. Je veux un petit frère. Je veux

* "Libre" choix d'un époux pour une fille de roi, au terme d'une épreuve dont le vainqueur est l'élu. *(Note empruntée à Madeleine Biardeau.)*

un petit frère. Je veux un petit frère." Elle me donnait une tape sur les fesses et disait :

"Combien de fois faudra-t-il que je te répète qu'il ne s'agit que d'une histoire ?

— Ah, bon, répliquais-je, alors pourquoi as-tu une image de Shiva dans ta chambre ?"

J'ai regardé grand-mère. Elle observait toujours le ciel. Je me suis demandé quelle était *son* histoire à cette femme qui avait donné naissance à une flopée d'enfants, alors que tout ce qu'elle voulait, c'était apprendre à lire et regarder le ciel, tant qu'elle avait eu deux yeux.

C'est à ce moment que j'ai réalisé que le vrai travail d'un gynécologue ne consistait pas à mettre des bébés au monde. Il concernait tout autant la finalité de la grossesse que son point culminant. Si je pouvais offrir le choix aux femmes lorsqu'elles en ressentaient le besoin, quelle expérience libératrice ce serait !

Le ciel avait viré au gris sombre. Il semblait qu'il allait pleuvoir. J'ai embrassé grand-mère et enfourché ma bicyclette. Cette fois, j'avais le vent dans le dos. Arrivée à la maison, j'ai garé ma bicyclette sous le portique. J'ai senti l'odeur du dîner en provenance de la cuisine. Une senteur de terre fraîche. J'ai frappé et Maya m'a ouvert. Quand j'ai eu franchi le seuil, il s'est mis à pleuvoir.

*

Quelque chose en moi s'était ouvert ce soir-là dans la maison de ma grand-mère et je suis restée debout la plus grande partie de la nuit à la fenêtre à regarder la pluie. Lorsque j'ai fini par aller me coucher, je me suis endormie comme un bébé, lovée sous la couverture bleu ciel que l'on sortait du grenier les nuits pluvieuses. Maya dormit à côté de moi, sous le même bleu, les jambes ramenées et enveloppées dans ses bras. Allongée sous cette douce étendue bleue, je connus ma première nuit sans rêve. Depuis que j'étais toute petite, mon sommeil était hanté par les cauchemars. À l'âge de six ans, ma grand-mère m'avait donné un talisman suspendu à un épais cordon noir. "Il soulagera ta tristesse nocturne et repoussera les mauvais rêves", avait-elle dit en le nouant autour de mon cou.

Qu'elle ait ou non éloigné les cauchemars, cette grotesque amulette en argent a eu au moins pour effet de maintenir les autres enfants à distance. Ma tante, qui vivait aux États-Unis, m'avait apporté un attrape-rêve en forme de saule pourpre à accrocher au-dessus de mon lit. "Les mauvais rêves seront pris dans le filet, m'expliqua-t-elle, seuls les bons passeront."

Mais je ne sais trop comment les bons rêves n'ont jamais traversé et les mauvais, smashés dans le filet, ont atterri sur ma tête. "Les gens qui apparaissent dans tes rêves, ne cessait de me répéter mon père, représentent différentes parties de toi-même. Essaye de les comprendre."

J'ai essayé tant que j'ai pu, scrutant diverses parties de mon corps, et je n'ai jamais compris.

Mais à partir de cette nuit-là, j'ai cessé de rêver. Lorsque je me suis réveillée, la pluie s'était arrêtée, le soleil était de retour dans le ciel de Madras, et un arc-en-ciel d'une parfaite symétrie surplombant la vaste couverture bleu azur m'adressait une sorte de sourire inversé. J'ai quitté précipitamment la pièce et suis partie à la recherche de mes parents. Ils étaient autour de la table à manger en train de siroter leur dose de café filtre matinale. Je suis entrée et ai annoncé que je voulais faire médecine. Papa a levé les yeux de son étincelant gobelet d'acier et a souri. C'était la première fois que je parlais d'études.

Pour qui naît dans une famille tamoule brahmane, les études priment sur tout. Vous apprenez à réciter des prières à Saraswati – la déesse de la connaissance dotée de quatre mains élégamment assise sur un lotus géant – dès que vous commencez à parler. À six ans, on vous enseigne la musique carnatique, et si comme moi vous êtes incapable de chanter juste, on vous fait asseoir jambes croisées et jouer d'une vina de deux fois votre taille. Les garçons font du cricket, les filles de la vina, et ils font les fous ensemble, mais fille ou garçon, vous devez vous intéresser aux études.

Mon père me regardait avec fierté.

"Je te l'avais dit qu'elle y viendrait, dit-il à ma mère qui n'était pas convaincue.

— C'est sa dernière lubie, répondit-elle sans me regarder. Tous les deux mois, ça change. Le mois dernier, elle voulait être gardienne de zoo !"

Ce n'était pas faux. Alors que Maya, qui étudiait l'informatique à Anna University, décrochait un cent sur cent comme une bonne petite brahmane, je me la coulais douce en plafonnant autour de quatre-vingt.

Mais tout cela était du passé. Les séances de volley d'après la classe perdaient de leur charme. Les conversations téléphoniques avec les amis diminuaient. Mes manuels avaient acquis un éclat phosphorescent et je passais tout l'après-midi face à la fenêtre en compagnie d'un livre scientifique déployé sur des genoux approbateurs.

Je suis devenue la meilleure de la classe, ai passé mes examens de fin d'études avec brio, et ai été admise à la faculté de médecine de New Delhi. J'ai pris le Grand Trunk Express avec une malle pleine de rêves et suis revenue cinq années plus tard avec un diplôme de médecine et de chirurgie, et un petit ami punjabi.

Maya a épousé un camarade d'université et ils sont partis s'installer dans la Silicon Valley. Avec mon petit ami punjabi ça n'a pas duré car sa mère voulait pour lui une solide Punjabi qui lui servirait son thé au lit. Il fut donc remplacé par un chrétien de rite syriaque qui m'emmena à l'église Saint-Thomas dans sa Gypsy décapotable. Debout dans cet édifice néogothique aux effluves marins, j'ai prié pour que cela dure pour l'éternité, jusqu'à ce que je croie entendre la voix de saint Thomas* en provenance de sa tombe. J'ai vite changé d'avis et décidé que ce qu'il me fallait était un non-croyant avec des couilles.

C'est alors que Sid est entré en scène dans son jean vert pomme, avec ses longs cheveux et sa brève capacité d'attention. J'ai toujours eu un faible pour les garçons distraits. Ils m'obligent à trouver un moyen de retenir leur intérêt pour mes propos pendant plus de cinq secondes.

J'ai rencontré Sid à une lecture de poésie au British Council. Il était assis au fond, et au cours du débat il a posé à la poétesse une question au sujet de Madras. Je me suis retournée et j'ai tout de suite su qu'il n'était pas de la ville. Son regard dégageait une impression moqueuse, mais ce n'était pas le cas, juste un air. Je m'en suis rendu compte plus tard,

* Les chrétiens de Saint-Thomas, de rite syriaque, considèrent l'apôtre comme l'évangélisateur de l'Inde. Selon la tradition, le saint serait enterré à Madras.

lorsqu'il s'est approché de moi et m'a demandé si moi aussi j'étais poète. J'ai ri et répondu "de cœur". Il m'a ensuite demandé ce que je faisais et je lui ai dit de deviner. Il a tout essayé, de pianiste à psychanalyste, énumérant tous les noms de métier que j'avais prononcés devant ma mère dans mon enfance. Puis il a levé les bras au ciel et s'est avoué vaincu.

"Gynécologue", dis-je ; il arqua les sourcils.

"Je suis en résidence", indiqua-t-il en me regardant comme si cela se passait d'explications complémentaires.

Sid était écrivain voyageur. Il était descendu du Cachemire jusqu'à Kanyakumari, tout au sud, en moto. Il connaissait six langues de l'Inde. La première fois qu'il m'a parlé, quelque chose en moi s'est dissous à la manière du sel dans l'eau, et la mer a coulé dans mes veines. J'ai fait une garde de trente-six heures d'affilée à l'hôpital puis suis allée me jeter dans ses bras. Après avoir passé tant d'heures éveillé, la nuit se fond dans le jour, l'obscurité dans la lumière ; les motifs des grilles de fenêtre prennent un nouveau sens et les nuages s'adressent à vous avec des formes surprenantes. La lumière du jour plane sur votre visage comme de la dentelle, et l'acuité des sens est telle que lorsque vous faites l'amour, vous êtes sensible au moindre mouvement, au moindre frémissement, au moindre spasme de l'autre ; vous ressentez chaque impulsion, chaque ondulation, et l'envie vous prend de crier car vous êtes sur le point de quitter la terre et d'atteindre à un autre état de conscience.

On pourrait croire que j'avais trouvé mon prince charmant, mais à la différence de la princesse étendue sur sa pile de matelas de plume je n'avais pas trouvé le petit pois.

Mon homme était un errant. J'imagine que j'aurais pu errer avec lui et devenir un médecin sans frontières, mais mes frontières étaient clairement délimitées. Je voulais pratiquer dans ce pays, dans l'enceinte invisible de cette ville. Je voulais travailler avec les femmes qui attendaient à l'arrêt de bus, achetaient des guirlandes de jasmin dans la rue et mastiquaient bruyamment des cacahuètes sur la plage.

Lorsqu'il eut terminé son travail pour Lonely Planet à Madras et fila à Calcutta pour un autre engagement, je crus que c'était fini entre nous ; j'avais tort. L'histoire a duré des années. La veille au soir de son départ, nous étions assis sur sa terrasse avec une bouteille de vodka Red Riband à faire la fête comme des dingues ; un avion passa au-dessus de nos têtes en clignotant, il me demanda de faire mes bagages et de venir avec lui. J'ai ri et lui ai dit qu'il me faisait cette proposition parce qu'il savait que je ne pouvais pas partir.

Mais je suis partie. J'ai terminé mon année d'internat à l'hôpital et suis allée faire ma spécialisation en gynécologie et obstétrique à Londres.

*

Une Ambassador noire au toit jaune soleil attendait devant chez nous. Mon père a chargé mes bagages, ma mère avait l'air d'avoir perdu un bras, je me suis glissée entre eux deux à l'arrière. Tandis que le taxi se mouvait en émettant une série de sons saccadés, maman récita une recette de cuisine et la ville défila en technicolor.

Après avoir passé mon diplôme au département de gynécologie du King's College, à Cambridge, et fait mon stage chez l'illustre Dr Ian Murdoch à l'hôpital Wellington de Londres, après avoir refusé les nombreux garçons avec lesquels ma mère avait tenté de me caser, je suis retournée à Madras au tout début du nouveau millénaire, seule et impatiente d'ouvrir une clinique gynécologique à Mylapore.

Au moment où mon avion touchait le sol de l'aéroport, la nuit du 1er janvier 2000, et où l'odeur amère et prenante de Madras pénétrait mes narines nostalgiques, cent cinquante-sept otages de l'avion détourné d'Indian Airlines revenaient de Kandahar.

Je me faufilai jusqu'au comptoir des taxis prépayés, jonglant avec deux valises et un sac marin. Qu'est-ce que ça fait de se retrouver dans les bras des siens, me demandai-je, après avoir passé une semaine sans savoir si on les reverrait un jour ? Faisais-je le bon choix en retournant à Madras après toutes ces années, alors que mes parents étaient partis pour la Californie afin de contribuer à l'éducation des enfants de Maya ?

C'était bizarre de rentrer sans être accueilli par papa. Je pensais à toutes ces fois où il m'attendait sur le quai de la gare – monomaniaque et double menton, dans son pantalon en coton polyester – quand je rentrais de Delhi par le Grand Trunk Express. Penché sur le volant, les yeux rivés sur la route, il écoutait et marmonnait qu'il me faudrait tout raconter à nouveau à maman.

J'ai regardé par la fenêtre du taxi. Une petite fille au visage poudré, des rubans jaunes dans les cheveux, attendait à un arrêt de bus avec son père. Un garçon de cinq ans s'accrochait éperdument à sa mère qui conduisait un scooter à toute vitesse. Soudain, j'ai réalisé qu'il n'y avait plus de rickshaws à pédales.

Les rues avaient l'air plus propres, les feux de signalisation plus clairs. Les gens paraissaient plus petits dans de plus grosses voitures. En fait, ils semblaient si menus que je pouvais les faire disparaître avec la paume de ma main. Lorsque je me suis enfoncée dans la banquette arrière, la main sur le visage, sur le point de regretter d'être revenue, la familiarité de l'air poisseux de Madras m'a remonté le moral ; j'étais heureuse d'être chez moi.

Et c'est ainsi que – tandis que le monde entrait dans le troisième millénaire sans anicroche, les avions toujours en l'air, les ordinateurs toujours en état de marche et les gens en hâte d'ajouter trois zéros bien ronds à la suite du deux – j'ai ouvert une clinique gynécologique à Mylapore et emménagé dans la maison ancestrale, distante d'un *furlong**, comme dirait papa. Je l'ai repeinte, j'ai semé de nouvelles graines et retiré la plaque paternelle pour apposer la mienne. Dans un rectangle d'or scintillant au soleil, on lisait dorénavant : *Dr Mrinalini Krishnamoorthy,* MD. OB/GYN.

* Ancienne mesure du système impérial anglais, environ deux cents mètres.

1

La scène s'ouvre sur une salle de consultation – une vaste pièce haute de plafond aux murs blancs nus. À gauche, se trouve une porte à battant d'un bleu éclatant qui donne sur la pièce, à droite, une étagère remplie de dossiers. Je suis le narrateur, et, comme Tom dans *La Ménagerie de verre*, également un personnage. Parfois, je joue un rôle important, mais la plupart du temps j'observe les personnages qui m'entourent et révèle leur situation au public. Je suis assise derrière un énorme bureau en teck, et, à l'image du père absent de la pièce de Tennessee Williams, Sid est présent sur le bureau, il sourit jusqu'aux oreilles. Je regarde la photo de temps à autre, les spectateurs, eux, ne voient que le dos d'un cadre doré. La pièce est éclairée par une grande fenêtre aux rideaux jaunes translucides. Au fond, un tamarinier avec des écureuils ; au premier plan, les personnages entrent dans la lumière l'un après l'autre et s'asseyent.

Le premier à faire son entrée est Zubeida. Zubeida, me dit-on, signifie "essence" en arabe, une goutte de vanille ajoutée à une crème anglaise ; la Zubeida en question est l'essence même de tout ce que la féminité est supposée signifier. Patiente et attentionnée, elle est capable de faire la cuisine, donner à manger aux enfants et lire en même temps. Elle peut faire l'amour comme une femme tout en étant une petite fille. Enfin, pas si petite que cela. Comme beaucoup de belles choses, Zubeida est dissimulée par un volumineux emballage.

Lorsqu'elle est entrée pour la première fois dans la salle de consultation, nous étions en mai. Je m'en souviens parce que le journal disait qu'il n'avait jamais fait aussi chaud depuis un siècle à Chennaï*. Pas vraiment le genre de jour à se faire bronzer les fesses sur la plage. Il n'y avait pas un animal dans la rue. Je me demandais où étaient passés les chiens errants. Sur le tamarinier face à ma fenêtre, pas trace d'un seul écureuil. Ils avaient enveloppé leurs noix et étaient partis en vacances, tandis que nous autres nous rapprochions du soleil et que la mer s'évaporait dans le ciel.

Elle était précédée d'une petite femme plus âgée, et sentait aussi fort qu'un cerf porte-musc de l'Himalaya. Une énorme burqa noire coiffait ses soixante-quinze kilos. Je ne voyais que le bout de ses doigts et ses yeux soulignés de khôl, mais lorsqu'elle releva son voile, ses joues de chérubin apparurent et je réalisai qu'elle était très jeune. Et enceinte.

"Elle a vingt ans", me dit en tamoul la femme avec un accent ourdou prononcé. Je lui demandai si c'était sa première grossesse et elle secoua la tête. "Elle a deux garçons", me répondit l'accompagnatrice. Quel beau sourire, pensai-je, grand, volumineux, appelé à être pour toujours caché derrière un voile.

Zubeida ne m'adressait pas la parole, alors. Lorsque l'année suivante elle vint sans chaperon, il en alla

* Madras, nom donné à la ville par le colonisateur britannique, a pris celui, tamoul, de Chennaï en 1996.

autrement. C'était comme s'asseoir dans un coin, seule, et écouter le *shahnai**. Sans savoir s'il faut rire ou pleurer.

*

Tulsi entra en scène avec dans son sillage Dhruv, son terriblement attirant mari. Quand je les avais aperçus, dans la salle d'attente, un peu plus tôt, ils m'avaient fait l'effet d'acteurs en coulisses. Elle avait l'air nerveuse, lui survolté. Il lui tenait les mains et murmurait à son oreille. Assis sur le sofa, au centre de la salle lumineuse, ils n'avaient pas conscience des dizaines de regards qui les fixaient. On ne se tient pas par la main en public par ici, pas plus qu'on ne se blottit l'un contre l'autre en faisant des mots croisés.

Ce n'est que lorsqu'ils pénétrèrent dans mon cabinet que j'ai réalisé qu'ils tentaient de demeurer dans ce moment unique que l'on appelle la passion, un moment qui avait déjà été consommé à la terrasse d'un café. Ils me faisaient penser à une histoire d'amour, qui se passe à Paris en automne, lue des années auparavant. Je l'imaginais adossée à un mur historique, la belle tête de l'effronté Dhruv contre la sienne en un baiser sans fin. Il aurait suffi qu'elle ouvre les yeux et regarde les feuilles tomber pour que le baiser se dérobât. Il ne s'est pas dérobé ce jour-là. Elle s'est accrochée à lui, les yeux bien clos.

Mais c'était il y a longtemps. Avec les années, la passion avait surestimé son domaine, le temps avait filé, et la perspective s'était réduite à un point unique.

* Hautbois de l'Inde.

Ils se trouvaient maintenant dans mon cabinet, tentant désespérément de faire un bébé.

Elle était directrice artistique dans une agence de publicité ; lui, rédacteur free-lance. Elle dessinait des coquillages dans les bordures et des jacinthes dans les coins. Il écrivait des chansons le matin et des pubs le soir.

"Ça fait maintenant trois ans qu'on essaye d'avoir un enfant, me dit-elle.

— On a essayé toutes les positions", précisa-t-il, le regard pétillant.

Elle était coiffée à la Jeanne d'Arc. Lui rassemblait ses cheveux touffus en queue de cheval. Elle était petite, il était grand. Elle était jolie, il ressemblait à une réincarnation de rock star des sixties. Elle faisait un footing tous les matins, disait-elle. Lui disait se lever tard. "Je te ferai de beaux bébés, avait-elle dû lui murmurer il y avait des lunes – si tu me fais l'amour." Et ils avaient dû le faire en effet, encore et encore, avec une fine épaisseur de latex pour empêcher un million de spermatozoïdes de pénétrer son corps, où sa fragile petite ovule rentrait dans sa coquille, qu'ils essayaient maintenant d'ouvrir à l'aide d'un tire-bouchon.

*

Quand Leela a franchi le seuil, en ligne droite à petits pas parfaits, puis s'est délicatement assise sur la chaise en face de moi, j'ai pensé à la théorie des probabilités : en imaginant qu'un troupeau de singes s'en donnent à cœur joie sur des machines à écrire pendant des siècles, quelque part sur une feuille, un jour, il y en aurait un qui par pur hasard taperait un sonnet shakespearien. Elle était ce sonnet.

Assise à côté de sa mère, par cette claire matinée de juillet, on aurait dit une pêche sans défaut. Sur mon bureau, les boutons colorés d'un bouquet de chrysanthèmes jaillissaient d'un vase de cristal : une fleur jaune épanouie se penchait sur le dossier de Leela, comme si elle y cherchait quelque chose. La lumière de la fenêtre sur le vase se réfléchissait sur son visage et éclairait ses mains. La droite reposait sur le poignet gauche et son bras gauche sur le bras du siège. Ses ongles étaient soigneusement coupés et un diamant scintillait à son annulaire. Le petit point rouge sur son front était assez visible pour indiquer sa situation de femme mariée, mais toutefois pas suffisamment pour être remarqué d'emblée. Son regard franc mais oblique avait quelque chose de dérangeant. Elle arborait un sourire séducteur, formé d'une si gentille courbure de la lèvre qu'on pouvait se demander si c'en était vraiment un.

Oh, que je détestais ce sourire, plus jeune. Quand j'étais à l'université, faisant l'expérience de la vie, tombant amoureuse et ramassant les morceaux de porcelaine de Chine, les filles de son genre ne faisaient jamais de faux pas. Il ne les quittait jamais, ce sourire, cette sinuosité dépassionnée de la lèvre inférieure qui signifiait que tout allait pour le mieux dans le meilleur des mondes. Mais rien n'allait bien dans le monde ; tout était sens dessus dessous et je m'accrochais comme je pouvais à la rampe.

Se raidissant légèrement, elle me dit que ses règles avaient quinze jours de retard. Sa mère opina. Je lui ai donné un test de grossesse et ai lu le résultat.

Il était positif.

Sa mère exultait. Leela a respiré profondément et ses lèvres ont fini par prendre la forme d'un vrai sourire. On aurait pu penser qu'elle était ravie ; il me laissait sceptique, ce sourire sans faille.

Leela était programmatrice. Alors qu'elle concevait, testait, déboguait et maintenait des codes source, la vie avait d'autres plans pour elle. Derrière son petit garçon de trois ans viendrait une petite fille et tout serait parfait, pensai-je hâtivement. Quand elle fut partie, je regardai les chrysanthèmes sur mon bureau. La fleur jaune qui dépassait avait rejoint les autres, oranges, roses et jaunes ; l'harmonie régnait. D'un revers de la main, Leela les avait réarrangées, à la perfection.

*

Pooja ressemblait à une poupée russe.

Plantureuse, elle avait le sommet du crâne arrondi et le bas du corps effilé. J'imaginais une série de poupées gigognes en elle. Elle avait seize ans. Un visage frappant dominait son corps, où se dessinait un regard perdu, telle une rose sur un paysage désolé.

Et qu'avait fait cette adorable poupée adolescente pour mériter cela ? Elle était tombée amoureuse sans parachute. Elle avait flotté dans les airs, portée par une montgolfière, avec pour seul combustible son énergie volatile d'adolescente ; tout à coup le ballon avait éclaté et l'avait envoyée tête la première au sol.

Lorsqu'elle est entrée dans ma salle de consultation dans son uniforme scolaire, un cartable chargé de livres sur le dos, elle semblait porter le poids de tous les livres du monde. Elle avait fait une chose terrible, disait-elle, et se retrouvait avec un bébé dans le ventre. Je lui répondis que faire l'amour n'était pas une chose si terrible. Ses yeux s'animèrent et elle me raconta son histoire. J'avais l'impression d'écouter le *Roméo et Juliette* de Tchaïkovski.

Je lui ai parlé de la contraception. Peut-être devrait-elle attendre d'être plus âgée, ai-je suggéré. Puis je lui ai indiqué qu'il ne s'agissait pas encore d'un bébé, que cela ne ressemblait en rien à un bébé, et que nous ne retirerions que du sang. Elle a souri, comme probablement elle ne l'avait pas fait depuis des jours. J'ai vu une série de poupées gigognes rire les unes après les autres en elle.

*

Megha était maigre. Le sari de crêpe georgette mauve et vert et la marque de vermillon sur son front accentuaient l'aspect anémique de son visage. Son ventre ressortait à travers les épaisseurs du tissu dont les rayures mauves prenaient la forme d'arches. Elle portait un clou de nez en diamant sur la narine gauche et de grosses boucles également en diamant pendaient de ses oreilles squelettiques.

Elle était venue avec une énorme femme plus âgée, vêtue exactement comme elle, qui entra en se dandinant comme un *Bullockornis planei* de plusieurs centaines de kilos.

"Elle a fille, dit l'oiseau préhistorique avec un accent marwari*. Elle doit avoir garçon."

J'ai regardé Megha. Elle était pâle comme une héroïne de film en noir et blanc. J'ai examiné ses mains pour voir à quel point elle était anémique. Ses doigts donnaient l'impression d'expurger une gousse

* Les Marwari, groupe ethnique originaire du Rajasthan, sont spécialisés dans le commerce.

de tamarin. Ses ongles incarnés étaient jaunis et les lignes de ses paumes révélaient une femme passant ses journées près de la fenêtre de la cuisine à fabriquer des galettes de pain soyeuses et fines comme des toiles d'araignée. Je me demandais ce qu'elle avait dans son ventre saillant, espérant pour son bien qu'il s'agissait des doigts et des orteils d'un garçon.

*

Anjolie fit son entrée en trottinant avec élégance, dans une courte tunique portée au-dessus d'une jupe rouge en coton filé à la main. Sa longue chevelure en dégradé tombait sur ses épaules comme une crinière, et elle ressemblait au lion en technicolor du logo de la MGM. Lorsqu'elle se mit à parler, son regard s'illumina et insuffla la vie dans l'immobilité de la salle de consultation ; instantanément tout prit un air de cinéma.

Elle était performeuse. À Chennaï, une performeuse ressemble à un poisson hors de l'eau. J'en étais un autre. En cette fraîche soirée de décembre, avec son ciel mauve, ses feuilles bleues et son soleil estompé à l'horizon, elle pénétra pour la première fois dans mon cabinet. Dès ce moment, il me sembla que la mer avait reflué puis que des vagues s'engouffraient dans la ville ; l'eau était partout, je nageais, je nageais pour demeurer dans ce moment du temps où enfin je pouvais respirer à pleins poumons.

2

L'infirmière posa son dossier sur la table et son nom jaillit de la couverture plastique en grosses lettres capitales. ZUBEIDA ZAINUDDIN. Âge : 21 ans. Historique obstétrique : trois accouchements de trois bébés de sexe masculin en bonne santé. Aucune complication avant, pendant ou après le travail.

Il s'était écoulé presque un an depuis sa première visite. L'infirmière ouvrit la porte et je croisai son regard pétillant, rempli d'espoir. Jusque-là, elle était toujours accompagnée de sa belle-mère, mais cette fois elle était seule, avec son allure de corbeau de mauvais augure.

Une pour la peine. Deux pour la joie.

“Je suis enceinte à nouveau, dit-elle, et cette fois ce doit être une fille.”

J'avais ouvert la bouche pour dire quelque chose, mais une invisible couche de colle Araldite immobilisait ma mâchoire. C'était tout juste si j'avais entendu Zubeida prononcer un mot jusqu'alors, et voilà qu'elle se tenait face à moi, parlant un anglais parfait.

“Asseyez-vous et racontez-moi ce qui est arrivé, ai-je dit quand ma mâchoire s'est finalement décidée à remuer. Il fait chaud dehors. Vous pouvez retirer votre burqa si vous voulez.”

Elle se mit à la retirer. On se serait cru au lever de rideau précédant une pièce de théâtre. Au fur et à mesure qu'il se levait, petit à petit, je découvrais la scène, le décor, la tête d'un acteur qui, l'instant d'avant, n'en avait pas…

"Maman est morte à ma naissance", commença-t-elle.

*

J'ai vécu avec papa et grand-mère. Mes cousins habitaient à côté. On jouait à cache-cache le soir. Quand la lune apparaissait, nous nous asseyions autour de grand-mère qui nous donnait à manger en puisant dans un gigantesque bol. On espérait tous avoir la dernière bouchée, parce qu'on voulait être le dernier à embrasser ses doigts. Comme grand-mère vivait avec nous, je pouvais les embrasser une seconde fois. Elle couchait avec moi. Je pensais toujours que j'étais sa préférée parce qu'à la différence des autres, je n'avais pas de mère. Ce n'est que quand j'ai grandi que j'ai réalisé que ma mère était morte en me mettant au monde. Cela me rendait triste parfois, mais il y avait l'école, alors.

J'adorais aller à l'école. Sur le sable, à l'extérieur de la classe, il y avait des petites pierres, on aspergeait le sable d'eau, de l'eau de nos bouteilles, en croyant qu'il serait transformé en cailloux le lendemain. Et c'est ce qui se passait. Alors on reversait de l'eau sur le sable, et le jour suivant d'autres cailloux apparaissaient.

On apprenait à compter.

Les maths, c'était formidable, mais ma passion, c'était l'anglais. Les histoires de notre livre de lecture étaient chaque année plus intrigantes. Je me rappelle celle du millionnaire modèle, celle du garçon qui a mangé dix-sept oranges avec les pépins et les épluchures*. Je me rappelle aussi le garçon qui se disputait avec moi en classe.

Le garçon avec lequel on se disputait le plus était celui qu'on préférait. Moi, je n'arrêtais pas de me chamailler avec Sandeep Bharadwaj. On se poursuivait dans la cour de récréation. On faisait la compétition en arithmétique. Un jour, il a mis un lézard en plastique dans mon pupitre et quand je l'ai ouvert, j'ai poussé un cri. J'ai fait semblant d'être en colère mais je savais qu'il avait choisi mon pupitre parce que j'étais sa préférée.

J'aimais la physique et la chimie. J'aimais l'histoire et la géographie. Nous apprenions l'histoire de la route de la Soie et de la route des Épices. Nous apprenions à dessiner la carte de l'Inde en crayonnant chaque État d'une couleur différente. Je coloriais toujours le Tamil Nadu en marron, comme cela il ressemblait à la silhouette d'un garçon bouclé dont les yeux étaient Pondichéry.

J'aimais tous les cours, sauf celui de couture auquel papa m'envoyait, au bout de la rue. En général, je fabriquais quelque chose pour grand-mère. Je lui ai donné un bas de laine pour son pied gauche, un mouchoir brodé avec mes initiales, et un sac en crochet bleu. Elle ne s'est jamais servie du sac car elle ne sortait jamais.

À l'heure du coucher, je chantais à grand-mère tous les chants que j'avais appris à l'école. Je lui parlais des

* La première est une nouvelle d'Oscar Wilde, la seconde est de Bill Naughton (1910-1992), auteur anglais d'origine irlandaise.

lois de la dynamique et de la gravitation. Je lui parlais de la théorie du magnétisme. Je lui parlais de Sandeep Bharadwaj. Quand j'en arrivais là, à moitié endormie, elle murmurait : "Je t'écoute toujours, Zoo, mais termine!"

La vie était merveilleuse.

Et puis j'ai eu mes règles.

À partir du moment où une fille musulmane a ses règles, elle doit se couvrir les cheveux et le corps. J'avais peur que, si j'allais à l'école, tout le monde le remarque : la veille, je portais encore des nattes. Avoir mes règles m'embarrassait dans cette situation. Mais il s'avéra que j'avais tort de m'en préoccuper. Le lendemain, alors que je me préparais, papa me demanda où j'allais.

"À l'école, bien sûr, répondis-je en nouant mes lacets.

— Tu n'iras plus à l'école", dit-il

Je n'en croyais pas mes oreilles. Nous avions un examen de physique ce jour-là et j'étais sûre de le réussir mieux que Sandeep.

Grand-mère était malade et alitée. Comme j'aurais aimé que maman soit toujours en vie. J'étais trop effrayée pour discuter avec papa. À partir de ce jour, je ne suis plus retournée à l'école. Vis-à-vis de mes camarades de classe, j'aurais aussi bien pu tomber de la terre et atterrir dans un trou noir.

Quelques semaines plus tard, grand-mère est morte. J'ai pleuré pour elle, pour maman et pour toutes les femmes qui m'avaient précédée. Mais j'ai surtout pleuré pour moi. Puis il est revenu : le sang. Je le détestais. Je détestais sa couleur. Je détestais son odeur. J'avais envie de vomir chaque fois que je le voyais, mais il n'y avait rien à faire pour l'arrêter. J'ai voulu comprendre la signification de tout cela. Pendant que mon père était au travail, je suis entrée dans sa chambre et j'ai pris le *Sahih al-Bukhari**. Je suis allée directement au Livre des Menstrues. Je l'ai lu plusieurs fois sans y trouver de réponse. Je me rappelle y avoir trouvé ceci :

> *Umm Salama :*
> *Pendant que j'étais au lit couchée avec le Prophète, j'eus mes menstrues. Je me glissai hors du lit et endossai mes vêtements de menstrues.*
> *"Tu as tes menstrues ? me dit le Prophète.*
> *— Oui", lui répondis-je.*
> *Alors il m'appela à lui et je me couchai avec lui dans le lit.*

Je me suis demandé ce que ça ferait d'être couchée avec Sandeep sous le même drap. Il m'embrasserait et me souhaiterait bonne nuit, je le serrerais dans mes bras et m'endormirais. Mais tout cela n'était qu'un rêve chimérique. Je ne le reverrais jamais. À l'âge de quinze ans, je serais mariée à un marchand qui en aurait trente. Je porterais ses enfants. Nous habiterions dans un deux-pièces avec sa mère et ses frères. Je serais la main qui fait se balancer le berceau, le sein qui nourrit les enfants et le vagin qui rend tout possible.

Je ne serais rien du tout.

"Rien du tout", dit-elle d'une petite voix, en me regardant droit dans les yeux.

* Le *Sahih al-Bukhari* est une collection de dits et faits relatifs à la vie de Mahomet réunis par al-Bukhari ; Umm Salama était l'une des épouses de Mahomet.

J'avais envie de la prendre dans mes bras pour la réconforter mais je suis restée immobile dans ma chaise pivotante. Dis quelque chose, me lança une voix intérieure, fais quelque chose ! N'est-ce pas ce pourquoi tu as choisi cette profession : aider les femmes à faire un choix ?

Mais quel choix avait Zubeida ?

"Je veux avoir une fille, dit-elle. Je veux avoir une fille et être la mère que je n'ai jamais eue.

— Vous êtes enceinte de trois mois et vous savez aussi bien que moi qu'il n'y a aucun moyen de s'en assurer."

Bien sûr, il circulait des légendes urbaines selon lesquelles un rapport sexuel dans la position classique inversée pendant une pleine lune, ou dans un igloo de l'Antarctique, garantissait une fille. Certains croyaient que des enfants conçus après une vague de chaleur avaient plus de chances d'être des garçons, l'opposé advenant à la suite de périodes froides. Mais si c'était vrai, il y aurait peut-être des chiens dans les rues et des chats grimpant sur les murs mais pas une seule fille dans cette ville étouffante.

"Nous ferons tout ce que nous pourrons pour que vous ayez un bébé en bonne santé, dis-je, en espérant qu'il s'agira d'une fille."

Elle me regarda et me sourit, de ce sourire généreux qui était le sien, éclatant, presque exubérant. C'était un oxymore, comme le rose vif de l'ensemble *salwar-kameez* qu'elle portait sous sa burqa. Après avoir noté la date de ses dernières règles, j'ai procédé à un examen interne. Son absence de frémissement à mon toucher m'a toujours surprise. Tranquillement allongée, elle regardait placidement le plafond blanc et inexpressif. Sous l'épais voile noir, sous le *salwar-kameez* rose bonbon, sous la solitude enserrée du soutien-gorge de coton blanc, se trouvait une femme en équilibre sur un fil. Peut-être n'avait-elle pas de choix, mais elle savait ce qu'elle voulait ou ce qu'elle pouvait escompter de mieux.

Après son départ, j'ai regardé par la fenêtre à travers le tamarinier. Il faisait très chaud dehors mais il y avait des écureuils sur l'arbre et des garçons jouaient au cricket. Je l'ai suivie des yeux passer près d'eux, près des marchands de fleurs et des chauffeurs de rickshaw, jusqu'à ce qu'elle ne soit plus qu'un point noir dans la rue.

*

L'entrée de Tulsi ressembla à l'explosion d'un pétard pendant la fête de Diwali. Elle posa l'échographie de son bassin sur la table et lui adressa un regard soupçonneux. Ses yeux suivirent mes mains lorsque je la sortis de la grande enveloppe marron et l'examinai à contre-jour.

"Est-ce que j'ai ovulé aujourd'hui?" me demanda-t-elle, comme si elle s'adressait à un homme invisible dans la cuisine : est-ce que j'ai mis du sel dans tes œufs? Est-ce que j'ai ajouté du sucre à ton café? Est-ce que je t'ai marché sur les pieds en dansant?

J'avais la désagréable impression d'être en train de lui marcher sur les pieds. Je lisais son échographie comme je l'aurais fait d'une carte du monde dépliée, et il n'y avait rien que j'y puisse faire. Elle ovulait régulièrement, son utérus était d'une taille parfaite, son mucus cervical n'était ni acide ni alcalin. Il était clair et filandreux, on aurait pu en manger. On ne pouvait rêver mieux que le sperme de Dhruv, composé de spermatozoïdes de classe A montrant une motilité progressive, couvrant une distance de plus de vingt millimètres par seconde et regorgeant de lipides naturels et d'acides aminés.

Malgré cela, elle ne parvenait pas à concevoir. Je lui dis de se détendre, de laisser les choses suivre leur cours et de faire l'amour pour le plaisir, mais cela lui était impossible. Elle était en froid avec la Grande Question de l'Orgasme. Ce qui la préoccupait aujourd'hui, c'était de savoir si elle ovulait. Elle me le redemanderait le douzième, le treizième, le quatorzième, le quinzième, le seizième jour du cycle, puis retiendrait son souffle et compterait jusqu'à trente avant de recommencer.

"Est-ce que j'ai ovulé aujourd'hui ?" répéta-t-elle, ses grands yeux marron me suppliant de répondre oui.

Oui, avais-je envie de crier à être entendue jusque sur la lune. Oui. Trois petites lettres font un grand mot. Tu veux danser avec moi ? Oui. Tu veux m'épouser ? Oui. Tu vas me tromper ? Oui. Oui. Oui.

Elle me faisait penser à Fantomina*, la jeune femme de noble naissance, belle, éloquente et spirituelle, qui, d'une loge de théâtre, observait un groupe d'hommes plein d'attentions pour une femme qui faisait commerce de son corps. Comme elle aurait préféré être à la place de celle-ci plutôt qu'à la sienne.

Tulsi voulait être la femme qui fondrait dans les bras de son mari comme un cube de glace dans un four micro-ondes ; en dix secondes elle se transformerait en eau, et en vingt elle s'évaporerait dans l'atmosphère.

* Héroïne de la courte œuvre éponyme d'Eliza Haywood, l'une des fondatrices, au XVIIe siècle, du roman anglais.

Voici comment s'est passée notre rencontre, me raconta-t-elle. Tout le monde avait disparu derrière la lune ce soir-là et il ne restait plus qu'eux deux. Ils étaient dans sa garçonnière ; des gens buvaient de la bière et discutaient à l'arrière-plan, mais il lui semblait qu'ils étaient à des années-lumière car elle ne voyait que lui, de l'autre côté de la pièce, grattant sa guitare et chantant : *"Love me two times, I'm goin away… Love me two times, girl, one for tomorrow and one just for today."*

Il quittait l'agence de publicité qu'elle venait de rejoindre. Lui faisait ses adieux. Pour elle, c'était "bonjour!" Ils n'ont pas tardé à se retrouver assis sur la citerne du toit sous une lune obèse ; la chevelure brune hirsute de Dhruv flottait dans le vent et elle a ri jusqu'à ce que le soleil de l'aube se reflète dans ses yeux. Ils se sont embrassés. Lorsqu'elle les a rouverts, elle voyait bien le lever de soleil, elle voyait bien le réservoir d'eau, elle voyait bien les bouteilles de bière vides sur la terrasse ; elle revoyait tout, mais tourbillonnant.

Cela faisait sept ans. Maintenant, ils mesuraient leur amour au nombre de tubes de dentifrice qu'ils avaient consommés ensemble. Elle a regardé par la fenêtre les feuilles du tamarinier. J'ai regardé sa courte chevelure brune et repensé à Fantomina. Fantomina était tombée amoureuse d'un homme qui aimait coucher avec beaucoup de femmes. Il croyait réaliser son fantasme, alors qu'en fait il couchait avec la même, Fantomina, qui s'habillait de façon différente chaque fois. Peut-être que si Tulsi parvenait à concevoir un petit jeu à elle et se transformait en une centaine de femmes orgastiques, l'une de celles-ci concevrait ?

“C’est bien, ce que j’ai fait aujourd’hui ? demanda-t-elle.

— Très bien, lui dis-je. Maintenant courez chez vous retrouver votre mari.

— Merci, merci, merci !” scanda-t-elle, avant de filer comme une flèche qui atterrirait une nouvelle fois à quelques millimètres de la cible.

Elle s’est dirigée vers sa petite voiture rouge, garée près du stand de thé coloré qui sert de l’extrafort et vend des cigarettes Kings. Totalement indifférente à la musique de film tamoul diffusée à plein volume par une radio, comme aux yeux rivés sur elle à son passage, elle s’est assise dans le véhicule. Le mois suivant, la petite voiture rouge serait de retour, garée sous le même cocotier, à proximité du même stand de thé multicolore, et elle entrerait dans mon cabinet, la même question à la bouche.

*

Leela s’assit près de sa mère ; elle portait une chemise d’un vert pastel, imprimée de fleurs jaunes ; son ventre bouffait. Elle se tenait bien droite, la tête légèrement penchée d’un côté, à la manière d’un violoniste auprès d’un chef d’orchestre. J’attendais la musique.

Son regard m’a traversée, semblant viser plutôt le calendrier accroché dans mon dos. Ensuite, elle a souri, de son si gentil sourire. Je ne suis jamais tombée, semblait-il dire. Je n’ai jamais renversé un verre de lait. Je n’ai jamais taché une robe. C’est que, pensai-je, pour que tu tombes, encore faudrait-il que tu coures de tout ton cœur, sur une pente abrupte, avec le concours de la gravité.

Leela était parfaite. Sa chevelure d'un noir d'encre était impeccablement nouée en arrière. Son visage était une pleine lune dans un ciel sans étoiles dont le large front portait collé en son centre un *bindi* noir, pas plus gros qu'un grain de moutarde, évoquant un point final.

Leela était étudiante en sciences. Il n'était pas question que, comme sa mère, elle se promène avec un point sur le front de la taille d'une cerise. Elle avait étudié chez les sœurs. Elle avait coutume de prier Dieu à l'école et de nombreux dieux à la maison, et s'était toujours demandé pourquoi les dieux étaient si nombreux. En dépit de toutes les leçons de science morale reçues à l'école du Sacré-Cœur, de la pièce sur la Nativité dans laquelle elle avait joué (tenant essentiellement le rôle d'un ange obscur à proximité des coulisses) et de ses visites hebdomadaires à l'église de l'école (où elle avait été effrayée la première fois par le dieu émacié, dévêtu et cloué à une croix de bois), elle était tout à fait fidèle à ses dieux domestiques pomponnés. Elle priait Saraswati pour la sagesse, Lakshmi pour le bien-être matériel, Ganesha à la défense brisée pour qu'il lève les obstacles sur son passage, et lorsqu'elle se maria, elle demanda au bébé Krishna de lui donner un bébé.

Elle n'était pas prête, elle voulait se concentrer sur sa carrière, mais, lors de sa nuit de noces, sa belle-mère lui avait offert cette petite idole en lui demandant de lui donner du lait le matin. Leela y avait consenti, et, à son grand désarroi, avait conçu en une semaine.

"Pottu vechiko !"*, criait sa mère de la cuisine lorsqu'elle partait à l'école dans son uniforme vert

* "Mets ton *pottu*!" *Pottu* est le terme employé en tamoul pour *bindi*.

amidonné. *"Pottu vechiko!"*, criait sa mère du portail lorsqu'elle partait à l'université en jean et en tee-shirt. Elle était donc devenue spécialiste dans l'art d'appliquer un microscopique *bindi* en plein milieu de son front. La colle laissait une marque indélébile qui parfois la démangeait. Pourquoi les femmes portent-elles un *bindi*? s'interrogeait-elle souvent. Quelle était donc la signification de ce point moralisateur?

Un jour, pendant les vacances d'été, alors qu'elle avait douze ans, elle décida de consulter le dictionnaire sanskrit dans la maison de son grand-père. Il se trouvait dans la pièce sombre où était alité son arrière-grand-père, qui passait le plus clair de son temps à se parler à lui-même et à boire du babeurre assaisonné d'ase fétide. Elle entra dans la pièce sur la pointe des pieds et retira le dictionnaire sanskrit-anglais de la bibliothèque tournante de teck. *Bind*, *Binda*, *Bindu*...

Son arrière-grand-père était aveugle. Allongé dans un coin, tout en marmonnant quelque chose, il s'était aperçu de sa présence.

"Que cherches-tu, ma petite Leela? demanda-t-il.

— *Bindi*, répondit-elle.

— Pour cela, tu dois chercher dans les appartements des dames, dit-il avec un étrange accent victorien, vestige de ses années au service de l'Empire.

— Je cherche la signification du mot."

Il s'assit et sourit. Pendant un instant, elle aurait juré qu'il n'était pas aveugle. Elle lui expliqua qu'elle voulait connaître la raison du port du *bindi*. Il la regarda dans les yeux et se racla plusieurs fois la gorge. Elle eut si peur qu'elle se retourna pour s'éclipser discrètement.

"Il indique le troisième œil mystique d'une personne, finit-il par dire.

— Qu'est-ce que c'est que ça ?

— Nous avons tous deux yeux qui regardent le monde. Nous en avons aussi un troisième qui regarde à l'intérieur. C'est l'œil de l'esprit."

Cela sonnait fascinant et effrayant à la fois. Elle se demanda s'il la voyait avec son troisième œil. Elle avait entendu dire que son arrière-grand-père était un grand yogi. Il pouvait se tenir sur la tête, enrouler une jambe autour de son cou et rester assis dans cette position des heures d'affilée. Mais elle avait aussi entendu dire qu'il était devenu sénile.

"Mais pourquoi porte-t-on le *bindi* ?

— Lorsque la *kundalini* est éveillée pendant la méditation, elle progresse de la base de l'épine dorsale au septième *chakra*, sur la tête, et l'espace situé entre les sourcils est un point de sortie pour cette puissante énergie.

— Donc si tu mets un *bindi* à cet endroit, l'énergie ne peut pas s'échapper.

— Tu n'es pas l'arrière-petite-fille d'un biophysicien pour rien", dit-il avant de se relever en enroulant agilement son buste pour aller s'allonger.

Sa belle-mère lui avait dit quelque chose de tout à fait différent. Une femme mariée porte un *bindi*, lui avait-elle fait remarquer un jour que Leela l'avait négligé, pour exprimer le désir de longévité à l'égard de son mari. Ne savait-elle donc pas que la déesse Parvati protège les hommes dont les épouses appliquent la marque de poudre sur leur front ? Et qui les protège, *elles* ? se demanda Leela.

En fait, si elle portait un *bindi*, c'était parce que sa mère portait un *bindi*, parce que sa grand-mère portait un *bindi*, parce que son arrière-grand-mère portait un *bindi*, et qu'elle avait toujours fait de même, parce qu'au fin fond de son ventre gonflé était assise une petite marionnette superstitieuse qui avait dit que si elle n'en portait pas elle connaîtrait le malheur.

Si c'était vraiment pour la longévité du mari, ai-je pensé, ça battait l'abstinence d'un jour complet pratiquée par certaines femmes mariées du Nord de l'Inde. La quatrième nuit suivant la pleine lune du mois de Karthik dans le calendrier hindou, elles commencent le jeûne juste après l'apparition de la lune et attendent jusqu'au prochain lever de lune pour le rompre. Il y a souvent une cérémonie de rupture de jeûne au cours de laquelle les épouses se font belles et montent sur la terrasse pour regarder la lune avant de regarder le visage de leur mari. Que fait l'immortel mari après cela ? Comment va-t-il rétribuer le jeûne ? En la portant dans ses bras dans l'escalier et en l'embrassant tendrement ? Lui fera-t-il l'amour doucement et patiemment, avant de la chevaucher comme un train supersonique pour qu'elle jouisse et jouisse encore ?

Ou jouira-t-*il*, puis s'effondrera ?

J'ai pratiqué une échographie et constaté ce que j'avais déjà deviné. C'était une fille. Elle avait eu un garçon trois ans auparavant et maintenant viendrait une fille. Je l'imaginais déjà avec ses deux nattes huilées, un point noir sur le front et un autre sur la joue. Quelle joyeuse petite fille ce serait, ai-je pensé, mais combien j'avais tort.

J'ai planifié les examens de contrôle de Leela jusqu'à la date prévue de l'accouchement. J'ai réservé une chambre. Elle était située au premier étage, à l'arrière du bâtiment, avec une vue sur les trains de banlieue qui traversent le pont en volant. En faisant appel à son imagination, on peut voir la mer derrière les trains ; à condition d'être très attentif, on peut voir des bateaux en papier fabriqués à partir de journaux et de magazines flottant sur la mer, et dans l'un d'entre eux, trouver son horoscope de la semaine.

Mais Leela n'a pas vu la mer. Elle n'a même pas vu les trains. Peut-être que si elle avait regardé avec son petit *bindi* noir, elle aurait vu tout cela.

*

Il était capitaine de l'équipe de cricket de l'école, dit Pooja. Il faisait un mètre quatre-vingts et tout le monde levait les yeux sur lui. Marcher avec lui, c'était comme marcher pieds nus dans l'herbe. Chaque pas était ressenti.

Après la fin de son entraînement de basket, elle attendait qu'il ait terminé son cricket. Elle marchait lentement jusqu'à ce qu'il la rattrape. Elle ricanait quand il lui disait qu'elle était la plus belle fille de l'école et quand ils parlaient de botanique et de bowling, de la télé et de la Troisième Guerre mondiale, d'Eminem et de Shakespeare, mais le jour où il l'a embrassée derrière le labo de chimie et que quelque chose en elle a implosé, elle n'a pas ricané.

Soudain tout a changé. Elle devenait la petite amie du capitaine de l'équipe de cricket. Ce n'était pas facile d'être la petite amie du capitaine de l'équipe de cricket. Tout le monde le connaissait. Tout le monde l'adorait. Il fallait qu'on la connaisse et qu'on l'aime aussi. Elle colora donc ses cheveux en bordeaux et remonta sa jupe de cinq centimètres. Elle vécut d'amour et d'eau fraîche et perdit quelques kilos. Mais c'était facile. Ce qui l'a usée jusqu'à la corde, c'est les jeux qu'elle devait jouer. Il fallait qu'elle joue au basket comme Michael Jordan. Il fallait qu'elle saute et reste en l'air pour qu'il pense à elle.

Ils se sont embrassés à nouveau ; derrière le labo de chimie, derrière la bibliothèque de l'école, derrière le flamboyant sur le terrain de cricket. Un jour, il l'emmena sur la terrasse de son immeuble de cinq étages et, quand les maisons miniatures disparurent de sa vue, il l'allongea gentiment et lui fit l'amour sur le dur sol de béton.

Un mois s'écoula et soudain ses règles ressemblèrent à une horloge qui avait cessé de sonner. Elle voulait entendre son carillon, son tic-tac, mais l'horloge restait immobile. Un autre mois passa et elle se rendit à la pharmacie avec sa meilleure amie pour acheter un test de grossesse. Elle l'emporta chez elle, dissimulé dans son cahier de chimie. Elle urina dans un pot et saisit un compte-gouttes de ses doigts tremblants, le trempa dans l'urine et en retira trois petites gouttes qu'elle introduisit dans le test. Trois minutes plus tard, en examinant l'écran du test, elle vit une ligne mauve, dont un segment se trouvait où il devait et, juste à côté, un second segment, presque psychédélique, comme s'il résultait d'une manifestation de son esprit.

Depuis lors, elle le portait emmuré dans son ventre. Effrayée dans son siège, elle me lançait de temps à autre un regard désespéré. Je découvris que ses dernières règles dataient de deux mois et demi. Une fois que son échographie aurait montré qu'il s'agissait d'une grossesse intra-utérine, je pourrais procéder à un avortement, mais je serais dans l'illégalité.

Selon la loi régissant les conditions de l'interruption de grossesse pour raisons médicales, deux cas autorisent sa pratique : lorsque la santé de la femme enceinte est telle que la poursuite de sa grossesse risque de mettre sa vie en danger ou lorsqu'elle peut comporter de sérieux risques de handicap physique ou mental pour le nouveau-né. Comme aucun de ces deux scénarios ne pouvait être invoqué, et que Pooja avait moins de dix-huit ans, il me faudrait l'autorisation écrite de son tuteur légal.

"On ne peut pas le faire maintenant ? cria-t-elle. Je veux qu'il sorte de mon ventre !

— Il faut d'abord que tu passes des tests.

— Je n'arrête pas d'en passer à l'école.

— Et ensuite des ultrasons.

— Des ultrasons ? ricana-t-elle nerveusement. Ça fait super-moderne."

Elle riait maintenant, à la façon de ces poupées à tête branlante, mais un flot de larmes coulait sur ses joues. Elle avait besoin d'un tranquillisant. Elle avait surtout besoin de quelqu'un à ses côtés.

"Tu devrais lui demander de t'accompagner, lui dis-je.

— Il est parti", répondit-elle, et sa tête se remit à se balancer comme si quelqu'un l'avait tapotée par jeu.

*

Megha portait un sari en mousseline de soie orange imprimé de fleurs mauves. Elle paraissait plus maigre que lors de sa dernière visite. Elle était si décharnée qu'on aurait dit que les fleurs mauves avaient tiré leur sève de son corps. Sa raie était vermillon, comme pour indiquer aux passants que la route de son crâne était bloquée. Attention ! Femme en travaux.

Elle était enceinte à nouveau.

"Elle doit avoir garçon", dit la belle-mère.

J'ai noté la date de ses dernières règles dans son dossier médical et demandé à sa belle-mère de sortir pour que je puisse pratiquer un examen interne. Elle s'éloigna en se dandinant ; dès qu'elle fut partie, Megha me prit la main de ses longs doigts squelettiques.

"Docteur, dit-elle, il faut que j'aie un fils."

J'ai ouvert la bouche de colère mais me suis interrompue en voyant sa tête. Ses grands yeux semblaient absurdes dans ce minuscule visage et ses lèvres remuaient à peine lorsqu'elle parlait.

"J'ai deux filles. Si je leur donne un garçon, peut-être feront-ils comme si j'existais", dit-elle avant de disparaître dans le siège en teck.

Elle faisait penser à une phalène du bouleau s'adaptant à son milieu naturel pour échapper à son prédateur et, à l'image du papillon à la lumière, elle était collée à sa cuisinière, fabriquant une centaine de *roti* par jour, malaxant la pâte pour en faire des galettes, les saupoudrant de farine, les grillant des deux côtés en les tenant une par une au-dessus de la flamme dans ses mains nues. D'abord, ce seraient les enfants qui les mangeraient, accompagnées de crème et de sucre, puis ce serait au tour du mari et de son frère, qui les avaleraient d'une traite, après quoi l'énorme oiseau préhistorique entrerait, comme sorti d'un lac gelé, et se ferait servir avant que Megha n'y ait droit, avec ses mains sans vie, trempant des morceaux dans les restes, un peu de purée de lentilles par ici, un peu de sauce pimentée par là. Et puis tout le monde disparaîtrait dans les airs comme des ballons gonflés d'hélium sur une plage : sa belle-mère, son beau-père, son mari, son beau-frère, sa belle-sœur, ses jeunes neveux et même ses filles, ses adorables petites filles.

Ensuite elle pleurerait, car lui reviendrait en mémoire sa mère en train de préparer des *roti*, les faisant tournoyer, comme une grande roue de fête foraine s'élevant à trente mètres au-dessus du sol, puis redescendant. Elle ne voulait jamais redescendre de la grande roue, elle voulait rester dans le ciel comme les oiseaux pendant que sa mère, sur terre, faisait tourner la gigantesque roue de ses pauvres petites mains. Elle n'accepterait de redescendre qu'à condition que ce soit sur un carrousel de chevaux volants. Elle n'imaginait pas alors qu'il existait des bêtes préhistoriques ignorant que tous les animaux étaient égaux.

Dans la vaste maison blanche du nord de Chennaï avec son swastika rouge au-dessus de la porte d'entrée, un peu au-delà de la Poonamallee High Road, où l'hôtel Dasaprakash avait longtemps attiré les Madrasis pour sa tranche de pain aux petits pois sauce masala et sa glace à la "vennenille", les hommes étaient plus égaux que les femmes.

Aristote a écrit que la femelle est femelle en vertu d'un certain manque de qualités et que nous devrions considérer le sexe féminin comme affligé d'un défaut par nature. Il pensait également que la terre était immobile et au centre de l'univers. Et il vivait en 300 avant Jésus-Christ. Nous vivions dans une ville qui avait changé de nom mais pas de visage. Ici, la plus basse température enregistrée s'élève au-dessus de quinze degrés et le plus haut bâtiment comprend moins de quinze étages. Ici, les gens se lèvent à l'aube pour dessiner un *kolam** sur leur seuil et un *bindi* sur leur front. Les gens s'arrêtent à un sanctuaire de rue

* Motif géométrique auspicieux tracé sur le sol avec de la farine de riz par les femmes de toutes les castes.

pour converser avec un dieu couvert de bijoux mais se croisent sans même se saluer de la tête. Si la ville continue de s'accrocher à son patrimoine tamoul comme un emballage plastique à sa crêpe huileuse, on y trouve aussi gadgets, consoles de jeux, voitures et bars dernier cri, et sept millions et demi de cœurs qui pulsent chaque jour.

Je me demandais comment s'intégrait à tout cela cette femme aux formes incongrues et aux yeux de méduse ? Quelle était son histoire ? Elle me rappelait celle au visage pâle de la couverture de *Tess d'Urberville*. Était-ce parce que sa famille était pauvre et que son visage était son atout qu'elle fut contrainte à un mariage arrangé dans une famille aisée ; une ravissante fille vendue à un étranger en échange de saris et de *poori** pour la vie ? Comme Tess, elle n'avait pas accompli de grandes choses ; comme Tess, sa vie était brisée, réduite à un espace à deux dimensions.

"Nous ferons tout ce qui est possible pour que vous ayez un bébé en bonne santé, dis-je finalement, en espérant que ce sera un garçon."

*

Anjolie me regarda avec la même curiosité que si j'avais été le journal du week-end. Elle sourit. Ses dents avaient l'aspect de perles d'huître. Je suis tombée, disait son sourire. Et plus d'une fois, mais je suis plus ou moins parvenue à me relever.

Sa jupe en coton rouge ceignait son corps de façon attirante. Elle avait les fesses fermes de qui a pratiqué le hatha yoga et la performance pendant vingt ans.

* Pain de farine, parfois fourré.

Si Freddie Mercury l'avait vue à travers son mascara, il aurait modifié les paroles de sa chanson. *"Tight-bottomed girls*, aurait-il chanté, *you make the rocking world go round*."*

"Je voudrais savoir si mes organes de reproduction fonctionnent", dit-elle sur un ton badin.

Elle avait trente-deux ans et en paraissait la moitié. J'avais déjà vu quelques belles femmes auparavant. J'avais vu leur visage, leur ventre, leur poitrine, leur vagin, et ce qui se trouve en dessous. Qu'y avait-il donc dans son visage pour me couper le souffle ? Ce n'était pas sa peau, qui évoquait une fleur de pêcher, ni ses yeux en amande à croquer, ni son nez moulé dans un bec de perroquet, ni ses dents semblables à des perles. Non, il y avait autre chose.

Il était quatre heures de l'après-midi et le soleil perçait à travers les rideaux jaunes translucides, baignant la salle de consultation de sa lumière teintée. Le calendrier était orange pâle, le Doppler, rouge rubis, comme si de nombreux cœurs fœtaux battaient à l'intérieur, et mon bureau de teck avait des nuances d'oranger.

"Pourquoi croyez-vous qu'il y a quelque chose qui ne va pas concernant vos organes de reproduction ? demandai-je.

— J'ai fait subir beaucoup de choses à mon corps en pratiquant mon art", dit-elle en guettant une réaction sur mon visage.

Je l'ai regardée dans les yeux. On aurait dit un kaléidoscope. La lumière passait de l'un à l'autre,

* *Tight-bottomed girls* au lieu de *fat-bottomed girls*, c'est-à-dire "filles aux fesses fermes" au lieu de "filles aux grosses fesses", célèbre hit des Queen interprété par son chanteur-leader, Freddie Mercury.

reflétant mille miroirs. Lorsque je tournai la tête, des couleurs et des motifs inconnus auparavant m'apparurent.

"J'ai fait deux fausses couches, poursuivit-elle. Et cela fait des années que j'essaye d'avoir un enfant."

C'était donc pour cela qu'elle était ici, pour savoir si elle pouvait avoir un enfant, pour savoir si elle connaîtrait les affres de l'hyperventilation, la rupture de la poche des eaux et, enfin, l'expulsion du bout de chou.

Elle tira ses cheveux en arrière et les réunit en un chignon de la taille d'un melon. Sa dernière fausse couche datait d'il y a deux ans. Elle donnait une conférence sur la performance et l'art vidéo à l'université de Columbia, à New York, quand, soudain, l'écran devint flou et elle fut prise de crampes. Elle saigna tout au long du trajet jusqu'à l'hôpital Saint Luke's, où le médecin confirma ses craintes. Elle avait perdu le bébé. On pratiqua sur elle une dilatation et un curetage et, en moins de temps qu'il n'en faut pour prononcer ces deux mots, il avait disparu ; tout ce qui lui restait dans les mains, c'étaient quelques lignes de vie s'entrecroisant les unes les autres.

L'histoire de sa fausse couche me faisait le même effet que le *Mahabharata*. Je l'avais entendue mille fois entre ces quatre murs, d'une kyrielle de narrateurs : réceptionnistes et journalistes, avocates, caissières et danseuses, mères avec enfants qui en voulaient un autre, épouses d'instituteurs qui ne pouvaient pas se le permettre.

Pourquoi donc l'histoire d'Anjolie est-elle significative ? Pourquoi Megha me touche-t-elle alors que des dizaines de femmes comme elle viennent me voir accompagnées d'un animal préhistorique ? Qu'est-ce que Tulsi a de spécial parmi ces centaines de femmes infertiles ? Et Zubeida ? Comme si elle était la seule à faire des bébés les uns à la suite des autres ! Pourquoi ai-je choisi ces femmes-ci parmi les centaines qui me rendent visite ? Pourquoi raconté-je leurs histoires ? Parce que leurs vies sont entrelacées comme les fibres d'une corde. Quand Zubeida soupirait, à l'autre bout de cette ville hétérogène ; quand Tulsi pleurait, Anjolie riait, et quand Pooja embrassait un monde plein de promesses, Leela était en chute libre.

Bien qu'elles se soient confiées à moi, elles composaient la distribution d'une pièce du théâtre de l'absurde. Ce qui se déroulait en dehors de la scène, à huis clos, je ne pouvais que le supposer. Je ne pouvais pas aller chez elles pour les y observer, et en imaginant que je l'aie pu, n'auraient-elles pas changé leur attitude en ma présence ?

C'est un problème que l'on rencontre en physique des particules également : la difficulté de l'observation humaine. S'il est possible d'évaluer le comportement des particules subatomiques, les observer en action peut affecter celui-ci.

J'ai pensé au chat de Schrödinger, à l'expérience imaginée par le physicien en 1935. On met un chat dans une boîte en fer équipée d'un dispositif contenant une fiole d'acide cyanhydrique. Il y a une très petite quantité de matière radioactive dans la boîte. Si ne serait-ce qu'un seul atome de celle-ci se désintègre, un mécanisme relais déclenchera la chute d'un marteau qui, à son tour, brisera le flacon et tuera le chat. L'observateur ne sera pas en mesure de savoir si un atome s'est désintégré ou non et, par conséquent, si le flacon a été brisé, l'acide cyanhydrique libéré et le chat tué. Dans la mesure où l'on est dans l'incapacité de savoir, le chat est à la fois mort et vivant, dans une superposition d'états, selon la mécanique quantique. Ce n'est que lorsqu'on ouvre la boîte et qu'on observe le chat que la superposition disparaît, le chat devenant vivant ou bien mort.

Ces femmes étaient comme le chat de Schrödinger. Je ne les ai jamais vues en dehors de mon cabinet. Je ne les ai jamais vues dans leur boîte. Et donc, pour vous raconter l'histoire complète, il faut que j'ouvre la boîte et regarde à l'intérieur.

TROIS POUR UNE FILLE,
QUATRE POUR UN GARÇON

3

En se penchant pour attraper des vêtements suspendus à deux tringles qui dessinaient des lignes noires parallèles au mur de ciment, Zubeida eut la sensation qu'un papillon se déplaçait dans son ventre. Elle avait eu trois garçons, et cette fois ce serait une fille. Seule une fille pouvait battre des ailes de la sorte, pensa-t-elle, et elle sourit.

Sa combinaison marron délavé voletait contre le mur. La lumière du crépuscule rayonnait sur les plis, qu'elle muait en plumes marron doré. Zubeida décrocha de la tringle le vêtement animé. Il était chaud, comme son cœur, comme son nombril coincé dans les froissements de son sari. Elle sortit des sous-vêtements et des chaussettes usagés. Elle sortit des chemises et des pantalons. Elle sortit sa *kurta* vert bouteille dont la bordure de motifs cachemire évoquait des petits embryons posés sur un rebord de fenêtre. Son bébé aurait la même forme que ces motifs et il pomperait du sang, près de trente litres par jour. Elle l'avait appris en lisant un article dans *The Hindu* intitulé "La grossesse, cet étonnant voyage", bien qu'elle n'ait pas vraiment saisi en quoi elle constituait un voyage.

Tandis qu'elle faisait des malheurs de l'humanité un petit tas et laissait l'espoir accroché à la tringle, elle aperçut un des minarets de la mosquée Wallajah entre un nuage et une tranche d'azur. Elle avait lu que le plus haut minaret du monde se trouvait à Casablanca. Le muezzin appelait à la prière et les gens commençaient à déplier leur tapis en direction de la *qibla*.

Accompagné de ses deux jeunes frères, son mari était parti à la mosquée pour la prière du soir. Dans trois jours, ce serait ramadan. Son mari lui avait dit que Dieu en dispensait les femmes enceintes ou allaitant ainsi que les voyageurs. Elle aurait bien aimé être en voyage, en route vers Casablanca par exemple, et non une femme enceinte. Puis elle sourit pour elle-même en pensant que cette fois ce serait différent, car cette fois ce serait une fille, et elle deviendrait enfin la mère qu'elle n'avait pas eue. De plus – son sourire s'élargit à cette pensée –, elle n'aurait pas à jeûner pendant ce ramadan.

Les enfants jouaient avec un train miniature sur quelques malheureux rails. Il n'y avait personne d'autre à la maison. Depuis la mort de sa belle-mère, elle avait arrêté de prier ; les hommes, eux, se rendaient à la mosquée après s'être lavés plusieurs fois et s'être frotté la tête avec de l'eau.

"Le corps entier, narines, bouche et tête comprises, doit être purifié par un bain complet dans n'importe lequel des cas suivants", lui avait dit son mari lors de leur nuit de noces. "Premièrement, après un rapport intime." Ils avaient un rapport intime trois fois par jour. Au départ, son appétit sexuel l'avait choquée, mais avec le temps c'était devenu une sorte de rituel, comme les prières. Elle fermait les yeux et s'y adonnait de la même façon qu'elle s'était adonnée toute sa vie à la prière : les yeux bien clos, en pensant à des perruches, à des parachutes et à Paris.

Ce matin-là, elle avait lu un article sur les hôtels parisiens dans *The Hindu* : "Les hôtels à Paris : comment réduire le risque du mauvais choix", titrait le journal. "Hôtel de Lille : un hôtel d'inspiration Art déco juste derrière le Louvre. Hôtel des Arts : au sommet de la colline de Montmartre. Hôtel Londres Eiffel : à deux minutes de la tour Eiffel."

"Deuxièmement, après un rêve humide…", lui avait dit son mari. Elle se demandait à qui il pensait quand il faisait un rêve érotique ? À une femme en robe rouge moulante ? Ou à une femme dans une burqa géante ?

Mustafa était gentil. C'était un homme clair de peau à lunettes que sa longue barbe faisait paraître bien plus que ses trente-six ans. Il possédait un magasin de *lehenga** de toutes les matières et de toutes les couleurs. Sa vie, toutefois, manquait de couleur. C'était une phrase monotone ponctuée de sexe et de prières.

Il adorait sa femme. Il adorait sa façon de chanter sous la douche, il adorait la manière dont ses yeux s'illuminaient lorsqu'il l'emmenait au cinéma et, plus que tout, il adorait son sourire. Il ne laisserait aucun autre homme en être le témoin.

"Zoo", l'appelait-il en lui faisant l'amour, l'haleine exhalant le *biryani* au mouton. "Zoo", l'appelait-il, assis à table, lorsqu'il voulait un autre morceau de poulet. Il n'avait que "Zoo" à la bouche, pensa-t-elle, sans y être jamais allé. Elle y était allée, avec ses cousins, quand elle était petite, ses tantes peinaient derrière tels des éléphanteaux en burqa. C'était au début des années 1980 et elles pensaient que le zoo se trouvait toujours à Park Town. Ils avaient pris le bus de

* Jupe descendant jusqu'au talon.

Royapettah à Parry's Corner, et quand l'une de ses tantes avait demandé au conducteur huit tickets à destination de Parry's, Zubeida crut qu'ils allaient à Paris. Paris, pensa-t-elle en regardant le ticket rose bonbon, n'est qu'à quelques arrêts de bus.

Mais le zoo n'était pas à Parry's. Il avait pris une telle ampleur qu'on avait dû le déplacer en dehors de la ville, et les loups, les chacals, les cerfs, les hyènes, les éléphants, les tigres, les lions, les panthères, les girafes, les chameaux, les ours et les tortues étoilées avaient déménagé à Vandalur, trente-cinq kilomètres plus loin. Zubeida s'était demandé comment les animaux s'y étaient rendus. Ils avaient pris le bus de Paris avec des tickets rose bonbon ?

Son mari s'en fichait royalement. Il n'avait jamais vu un zèbre. Ni une girafe. Pas même dans un livre d'images, où elles étaient orange comme le soleil. Mustafa Zainuddin n'avait jamais lu un livre de sa vie. Il ne lisait que les annonces classées du *Hindu*. "Les objets trouvés" était sa rubrique favorite, suivie de près par celle des "changements de nom". Quant à Zubeida, la seule chose qu'elle *pouvait* lire était le *Hindu*. Elle adorait la lecture. Sur le chemin du retour de l'école, avec ses cousins, elle les suppliait d'attendre et se précipitait dans la bibliothèque Eshwari, sur Lloyds Road, pour rendre un livre et en emprunter un nouveau. Le dernier qu'elle avait emprunté était *Ne tirez pas sur l'oiseau moqueur*.

Ce maudit lundi lors duquel son père lui avait dit qu'elle ne retournerait plus jamais à l'école, elle était déjà en uniforme, cartable au dos. Dans celui-ci, parmi les manuels de sciences et d'histoire, se trouvait une vieille édition de poche de *Ne tirez pas sur l'oiseau moqueur*. Elle ne l'a jamais rendu. Elle l'a lu plusieurs fois, jusqu'à pouvoir le réciter comme le saint Coran. Si, pour les musulmans, le Coran constituait la révélation finale de Dieu à l'humanité, *Ne tirez pas sur l'oiseau moqueur*, pour Zubeida, constituait la révélation finale du monde.

"Mon frère Jem allait sur ses treize ans quand il se fit une vilaine fracture au coude, mais, aussitôt sa blessure cicatrisée et apaisées ses craintes de ne jamais pouvoir jouer au football, il ne s'en préoccupa guère. Son bras gauche en resta un peu plus court que le droit ; quand il se tenait debout ou qu'il marchait, le dos de sa main formait un angle droit avec son corps, le pouce parallèle à la cuisse. Cependant, il s'en moquait, du moment qu'il pouvait faire une passe et renvoyer un ballon."

Cet affreux lundi matin, elle quitta pour la dernière fois ses chaussures de coton et sortit le livre de son cartable. Elle le lut de bout en bout et quand elle eut fini remarqua un journal sur le sofa. Une fois son père couché, elle entra sur la pointe des pieds dans le séjour, se saisit du *Hindu* et le lut jusqu'à la dernière ligne. Depuis ce jour, elle restait attachée à ce journal comme une marionnette à ses fils et vivait parmi ses vingt-quatre pages merveilleuses. Elle continua de le lire jusqu'à son mariage avec le marchand barbu qui avait un petit faible pour elle et, lors de leur nuit de noces, pendant qu'ils se lavaient après l'amour – elle, saignant entre les cuisses, lui, nettoyant son pénis sacré avec un pain de savon Lux rose poudré –, il lui dit qu'elle pouvait lui demander n'importe quoi. C'est ainsi que lors de leur première sainte nuit matrimoniale, Zubeida lui demanda le *Hindu*.

Rien de plus naturel à ce que Mustafa fût choqué. "Quel hindou, veux-tu ?" hurla-t-il, interrompant sa pieuse ablution. Mais lorsqu'elle lui expliqua qu'elle parlait du journal, il rit à gorge déployée et souscrivit un abonnement le lendemain même. Elle ne lui demanda rien d'autre par la suite. Elle cuisinait, faisait le ménage et les lits et s'occupait de leurs fils. Elle ne sortait pas de la maison, excepté pour acheter des tomates et des oignons au marché. Que lui importait, se disait-elle, tant qu'elle pouvait penser et ressentir, tant qu'elle pouvait lire.

Zubeida éplucha un énorme oignon mauve, le débita en petits morceaux qu'elle mêla à un bol de yaourt et à du sel. Elle hacha les feuilles de coriandre et en saupoudra le *dal ghost*. Elle goûta le *beef korma**. Il était délicieux.

Elle alla dans le séjour et ouvrit le supplément multicolore hebdomadaire du *Hindu* destiné aux enfants. Sous un article expliquant comment fabriquer des fusées en papier se trouvait un poème écrit par une fille de treize ans. *Elle* avait cet âge-là, pensa-t-elle, le jour qui a changé sa vie.

La fille du pêcheur regarda la mer
Elle regarda et regarda la mer bleu marin
Et imagina les montagnes
Les chèvres des montagnes sur les cimes des montagnes.
Quand on est si haut on touche presque le ciel.
À des kilomètres dans les montagnes

* Le premier est une purée de lentilles au mouton aromatisée et pimentée, le second est composé de morceaux de filet de bœuf auxquels on ajoute des légumes et des épices revenus séparément dans de l'huile. Très apprécié des musulmans de l'Inde, le *beef korma* est notamment servi à l'occasion de "Bakri", l'Aïd el-Kébir.

Tout là-haut dans les montagnes
La fille du cueilleur de thé regarda le ciel
Elle regarda et regarda le ciel bleu ciel
Et imagina la mer
Les coquillages et les mouettes
Et la nage en toute liberté dans la mer.

Comme cette petite fille se trompait, pensa-t-elle.

Zubeida vivait à Triplicane, forme anglicisée de Tiruvallikeni, qui signifie "étang de nénuphars sacré". Elle se sentait effectivement dans un petit étang de nénuphars sacré, coincée entre la mosquée Wallajah d'un côté et le temple Parthasarathy de l'autre, où des jeunes femmes arboraient des "neuf yards" et une raie rouge divisant leur tête en deux*. Elle s'imaginait dans un neuf yards éclatant de Kanchipuram, ses longs cheveux en chignon, ceints de jasmin, une ligne rouge sang courant le long de son crâne. Cela lui irait bien, songea-t-elle, mais cela la grossirait également. Elle vivait dans un étang de nénuphars sacré, à exactement cinq cents mètres de la baie du Bengale, cloîtrée dans un bassin de piété, alors que l'océan se trouvait à dix minutes à pied. Elle n'avait jamais marché jusqu'à l'océan. Elle n'avait jamais nagé dans la mer. Comme elle se trompait la petite fille qui avait écrit dans *The Hindu*. Elle aussi aurait ses règles et grandirait.

Les fils de Zubeida se disputaient une voiture de course sans roues. Le plus jeune commençait à

* En certaines occasions, notamment les mariages, les femmes brahmanes du Tamil Nadu portent des saris dont la pièce de tissu fait neuf yards (un peu plus de huit mètres) au lieu de six, du fait d'un plissement particulier, le *madisar*. La raie de vermillon est tracée par l'époux sur le crâne de la mariée lors de la cérémonie.

sucer son pouce. Il était temps de les coucher ; elle les emmena donc sur le lit à deux places dans lequel ils dormaient. Elle leur lut l'histoire de *Boucles d'Or et les trois ours*.

"Il était une fois une petite fille qui s'appelait Boucles d'Or. En allant se promener dans les bois, elle rencontra une maison. Elle frappa à la porte mais comme personne ne répondit, elle entra."

Ils jouaient avec leurs oreillers aplatis. Elle lisait. Ils jouaient. Elle lisait.

"En se réveillant, Boucles d'Or vit les trois ours en face d'elle. Elle se leva d'un bond et sortit de la pièce. Elle descendit l'escalier en courant, ouvrit la porte et s'enfonça dans les bois. Et elle ne retourna jamais dans la maison des trois ours."

On sonna à la porte.

Ils étaient tous les trois de retour.

*

M. FERRARI ROULE EN FIAT.

Ainsi disait la pub dans le grand livre noir. Tulsi raffolait des bons slogans. Elle aimait les gros titres qui la faisaient sourire. Comme son mari, songea-t-elle, dans son Levi's lors de son premier jour à l'agence.

Pour Dhruv, c'était le dernier jour. Appuyé à la baie vitrée de Creative, il faisait une grimace à quelqu'un sur le parking. Il ressemblait à un dieu olympien en jean. Les yeux de Tulsi étaient en train de faire des allers et retours entre sa queue de cheval et ses fesses lorsque, soudain, il se retourna et surprit son regard. Il sourit comme un gamin qui vient de trouver un ballon.

"Viens à ma fête, mon chou."

Dois-je accepter, se demanda-t-elle, plongée dans ses yeux d'un marron scintillant ? Je le connais à peine. D'un autre côté, si je refuse, pensa-t-elle en regardant ailleurs, je ne ferai jamais sa connaissance.

"J'ai besoin d'une perm, finit-elle par dire.

— Mais tes cheveux sont super, dit-il. À ta place, je ne me ferais pas de perm.

— Je veux dire la permission d'aller à la fête", dit-elle en ramenant sa raide chevelure brune derrière ses oreilles.

Elle n'avait que dix-neuf ans, il lui fallait l'autorisation de ses parents pour sortir le soir. Son père serait d'accord, mais sa mère ménopausée en ferait toute une histoire. Si elle allait à la fête de ce soir, elle ne serait pas autorisée à sortir pendant deux samedis de suite. Ça donnait à réfléchir. Ça voulait dire passer deux samedis soir à la maison à côté de la lampe de chevet pour compenser. D'ailleurs, qu'irait-elle donc faire à cette fête où elle ne connaîtrait personne ? Elle n'avait parlé qu'à deux des rédacteurs de l'agence, qui semblaient parler bien moins qu'ils n'écrivaient (et qui n'écrivaient pas beaucoup d'ailleurs), et au directeur artistique qui passait son temps à griffonner. Pourquoi donc voulait-elle aller à cette fête ? Parce que quelque chose lui disait que si elle n'y allait pas, elle ne reverrait jamais Dhruv.

"Eh bien, viens avec ta permission, dit-il, un sourire jusqu'aux oreilles. Mais viens. C'est au numéro 7 de 2nd Cross Street, à Besant Nagar, lâcha-t-il en se retournant pour courir vers la personne à qui il adressait ses grimaces. Au troisième étage, à côté de l'ascenseur branlant !" cria-t-il de la cage d'escalier.

Avant qu'elle ait eu le temps de réagir, il avait disparu – comme un chat du Cheshire* du sommet d'un arbre – et, étonnamment, avait laissé son sourire derrière lui. Tulsi s'assit face à la fenêtre vide en songeant qu'elle avait fréquemment vu un homme sans un sourire mais jamais de sourire sans homme.

Elle regarda dans le livre noir géant et lut la pub emblématique de British Airways : *Les enfants vont à l'école en marchant et rentrent chez eux en courant.* Lui était-il arrivé de rentrer de l'école en courant, se demanda-t-elle ? Elle avait surtout passé son temps à en changer. Son père travaillait pour la Compagnie de chemins de fer du Nord et la famille déménageait d'une petite ville à l'autre. Mais, tous les étés, ils retournaient à Madras dans la maison de sa grand-mère, avec son pavement rouge et ses fenêtres vertes d'où l'on pouvait voir des cocotiers. Quand elle eut dix ans, son père fut transféré à New Delhi et elle entra en CM1, à l'école pilote de R. K. Puram. Même si la majorité de ses camarades de classe étaient capables de tracer la carte de l'Inde les yeux fermés, cela ne les empêchait pas de penser que si l'on était originaire du Sud, on était nécessairement un "Madrasi". Elle leur expliqua gentiment que l'Andhra Pradesh, le Karnataka et le Kerala étaient des États indépendants avec leur propre capitale. Madras n'est *que* la capitale du Tamil Nadu, soulignait-elle, pointant du doigt la ville sur la carte de l'Inde suspendue à côté du tableau noir. Mais elles ne pigèrent jamais. Elle était une Madrasi, comme une demi-douzaine d'autres filles de sa classe. Dont certaines n'étaient même jamais allées à Madras !

* Chat philosophe issu de l'imagination de Lewis Carroll, souvent représenté s'adressant à Alice depuis le sommet d'un arbre.

À la fin de sa scolarité, son père ne travaillait plus pour la Northern Railways et la famille s'établit à Madras. Son frère partit étudier aux États-Unis. Ils habitaient dans une vaste maison coloniale de Sterling Road ; tandis qu'elle regardait les cocotiers à travers les massives fenêtres blanches, lui revenait en mémoire la chair d'un blanc translucide des noix de coco qu'elle et son frère grattaient de leurs propres mains.

Elle étudia les beaux-arts à Stella Maris. Elle fit des aquarelles du ciel, des huiles de la terre. Elle ne sauta pas un mot de son livre d'histoire de l'art. Une nuit, elle rêva qu'elle dormait dans un lit de tournesols à côté de Van Gogh. Une autre nuit, assoupie dans le canapé du salon, elle rêva qu'elle était la maîtresse aux yeux charbonneux d'un tableau de Picasso et que, soudain, la main pliée sous son léger double menton recouvrait son œil gauche, comme si elle essuyait des larmes. Lorsqu'elle se réveilla, ses yeux étaient humides.

Elle se réveillait de rêves de peintures et de peintres ; elle peignait des tournesols, elle peignait des roses ; tout ce qu'elle savait faire, finalement, c'étaient des fleurs parfaites sur une toile. Elle bifurqua donc vers la publicité.

Tulsi se tourna les pouces. Elle écouta les conversations. Le téléphone sonna. Quelqu'un décrocha et dit que Dhruv était parti déjeuner. Il reviendra, se dit-elle, excitée, puis la lumière de la fenêtre qui vint frapper le livre fit ressortir sur fond phosphorescent ce texte :

QUELQUES MOTS D'ENCOURAGEMENT À L'INTENTION DES INCOMPÉTENTS COMPLETS. *Il n'y a rien de mal à être incompétent des heures d'affilée.* Excellent, pensa Tulsi, je suis à ma place ici. *C'est mon cas et celui de tous les gens que je connais. Faisant partie de cette communauté, je ne serai jamais capable de m'offrir une bouteille de bière Beck's. Voilà pourquoi les gens qui vendent la bière Beck's m'ont recruté pour écrire cette pub.*

"Dhruv ne reviendra pas", dit quelqu'un dans son dos.

Elle interrompit sa lecture.

"J'veux dire de Bombay. Il va devenir une rock star.

— Il va engranger les petites amies, lança l'un des directeurs artistiques depuis sa chaise.

— Oh, que oui, la vieille crapule, dit le directeur de la création en sortant de son bureau, cette vieille crapule qui pond les meilleurs textes dans le coin.

— Maintenant personne ne versera de rhum dans mon café", ajouta tristement le *coffee boy*, en versant le liquide d'une tasse à l'autre, créant ainsi des bulles aux formes étonnantes.

À ce moment précis, Dhruv apparut, de retour de ce qui ressemblait à un repas arrosé à la bière, mais sans repas. Il sortit une bouteille de rhum Old Monk de son bureau, en versa dans son café comme s'il voulait faire plaisir au garçon et sourit à Tulsi.

Elle volerait à la fête de ce soir. Elle trouverait le numéro 7 de la 2nd Cross Street, et bondirait en sueur jusqu'au troisième étage. Elle atterrirait sur ses épaules et dévorerait son cœur.

*

M. FERRARI ROULE EN FIAT. En tout cas, c'est ce que disait la publicité dans le vieux livre noir poussiéreux.

C'était il y a onze ans et demi, pensa Tulsi. À l'époque, Dhruv conduisait une Fiat.

Elle regarda par la même fenêtre de l'agence Creative vers le même parking. Sa Hyundai Accent apparut. Une Ford Esteem recula. Il avait un grand karma de parking, une insolente capacité à trouver la place idéale. Au Monopoly, il tombait toujours sur le garage gratuit. Il prenait cinquante dollars à tous ceux qui passaient par sa case, alors que tout ce qu'elle avait réussi à récolter était un deuxième prix dans un concours de beauté. Mais dans la vraie vie, Dhruv avait donné cinquante dollars à chaque joueur et était rentré de Bombay sans groupe. Tulsi était venue le chercher à la gare centrale avec des sandwiches et une bouteille de vin, ils étaient allés dans son vieil appartement de Besant Nagar et avaient fait l'amour tout l'après-midi. Cette nuit-là, il lui avait demandé de l'épouser et elle avait dit oui. Elle abandonna vite son nom de jeune fille. Dorénavant, elle s'appelait Tulsi Schumacher. Lorsqu'ils se sont mariés, Michael Schumacher venait juste de faire ses débuts en Formule 1 et personne n'avait entendu parler de lui. Elle trouvait que le nom sonnait assez cool, ignorant à l'époque qu'il s'agissait d'un nom de métier signifiant fabricant de chaussures (le grand-père paternel de Dhruv était allemand et fabriquait des *robes*) et, plus encore, que Michael Schumacher deviendrait le pilote de course le plus titré de l'histoire, la Formule 1 devenant si populaire en Inde que le nom inhabituel de son mari se retrouverait sur toutes les lèvres tandis qu'on ne cesserait de l'appeler *Frau* Schumacher. Si elle avait su tout cela, elle n'aurait pas changé de nom.

Elle tourna quelques pages. Elle entendit Carol, la réceptionniste anglo-indienne, rire. Dhruv était entré.

Le chef de produit s'esclaffa et fit tomber quelque chose par terre. Dhruv était maintenant à la production. Il était comme une onde traversant la terre après un séisme de puissance dix sur l'échelle de Richter. Passant d'un département à l'autre, il déclenchait les rires partout où il allait. Ce n'était pas ce qu'il disait qui était drôle mais sa façon de le dire. Un pétillement de ses yeux, et tout le monde se pliait de rire.

"Salut, toi, dit-il à Tulsi toujours dissimulée derrière le grand livre noir.

— Tu as fait les courses ?

— Les douze choses qui sont sur la liste.

— Tu as trouvé les olives ?

— Sans noyau, noires. Del Monte. Depuis 1892.

— Super, je vais faire des pâtes ce soir.

— Super, je vais acheter une bouteille de vin.

— Prends-en deux, dit-elle, les yeux éclatants. Je rentre tôt.

— Je fonce, dit-il, j'ai un rendez-vous avec un client à propos d'une pub pour des préservatifs parfumés."

Elle se demanda quels parfums on employait. Cela faisait des années qu'ils faisaient l'amour sans préservatif. Ils essayaient d'avoir un bébé depuis si longtemps que le sexe avait perdu sa magie et quelque chose en elle était mort, quelque chose en dessous de sa ceinture Armani et de ses culottes Lovable. Mais ce qu'elle n'avait pas réalisé, c'est que c'était aussi vrai de lui.

Lorsqu'il sortit de la salle de réunion, quelques heures plus tard, Dhruv lança à Tulsi un regard coquin.

"J'ai des tonnes d'échantillons gratuits, chuchota-t-il, essayons-en un ce soir.

— Qu'est-ce que c'est que cette idée ? On fait tout ce qu'on peut pour avoir un bébé et tu voudrais qu'on utilise un préservatif ?

— Il sent l'orange de Chine."

C'était ce qu'elle aimait en lui : sa capacité à vivre dans l'instant, à ne demander rien d'autre à la vie que le moment présent. Il était une rock star sans groupe ; avoir dit qu'il quittait pour de bon le monde de la publicité ne l'avait pas empêché d'y retourner. Il baignait dans l'instant, y lézardait comme s'il s'agissait du soleil.

Dhruv observa Tara, la belle chargée de production. Elle avait des mèches orange dans les cheveux et une coupe complètement ratée. Assise à son bureau, son regard catastrophé était dirigé vers le plafond.

"Maintenant je sais que *quelque chose* peut ne pas t'aller", dit-il avec un sourire taquin.

Le visage de Tara s'éclaira. Elle rit et lui donna une tape sur le torse.

"Avec cette coiffure, on est *forcé* de regarder ton beau visage.

— Tant que tu regardes…"

Dhruv salua tout le monde, pressant les épaules de Tulsi en chemin. Tara reprit le téléphone qu'elle avait abandonné et continua sa journée. Finalement, une coupe de cheveux ratée n'était pas un drame. Elle repoussa les mèches carotte derrière ses oreilles, révélant un sourire à fossettes profondes.

Dhruv avait encore une fois laissé son sourire derrière lui.

*

Leela rentrait chez elle sous un ciel bleu azur, un petit garçon accroché à sa main, un autre à l'intérieur de son ventre. L'étroit trottoir étant parsemé d'arbres, elle passait du trottoir à la rue, tandis que son fils sautait gaiement de l'un à l'autre. Elle entendit un bruit de sabots derrière elle : un bœuf fraîchement baigné marchait suivi de son maître ; ses cornes étaient peintes en rose ; son échine, ornée d'un sari mandarine et d'une guirlande de fleurs. Les magasins étaient tous fermés, les rideaux de fer baissés et cadenassés pour la fête de Pongal. Leela passa devant les échoppes et les maisons, de son pas précipité bien à elle. Une petite fille en culotte la dépassa en courant. Subitement, Leela redevint une petite fille. Elle courait nue sur la plage et sa maman l'appelait. Leeeeeeeeeeeeeee-la ! Mets ta robe ! Elle s'éloignait de la mer en courant vers sa mère qui tenait une robe à manches roses. Elle l'enfilait.

"J'ai école aujourd'hui, maman ? questionna son fils.

— Non, mon cœur, tu as quatre jours de vacances pour Pongal.

— Pour qu'on puisse tous manger du *pongal* ?"

Leela rit et serra sa petite main. Elle lui expliqua que Pongal était un plat *et* une fête*.

"Je ne dois pas aller à l'école les jours de fête ?

— Non, mon cœur.

— Et toi, tu ne dois pas aller au bureau ?

— Non.

— Donc, tu vas rester avec moi toute la journée !"

Elle le souleva très haut dans les airs et planta un gros baiser sur sa joue. Il rigola, elle le reposa et continua sa marche en tenant sa chère petite menotte. De

* Pongal est une fête de récolte célébrée à la mi-janvier par les Tamouls ainsi qu'une préparation à base de riz bouilli au lait, lentilles et épices. Le second jour de la fête, on honore les bœufs en leur offrant du *pongal*.

son autre main, elle tenait son porte-monnaie rempli de racines de curcuma et repensa à ce qui s'était passé le matin dans la maison de sa belle-mère. Tout avait si bien commencé. Elle avait franchi le seuil – pied droit auspicieux en premier – en arborant un énorme *bindi* rouge sur le front. Elle avait impeccablement disposé les boulettes de riz sur les feuilles de curcuma – des rouges, des jaunes, des marron et des blanches – dessinant quatre lignes droites, et récitant : *"Kaka pidi vechen, kanu pidi vechen, kakakum kurivikum kalyanam. Kaka pidi vechen, kanu pidi vechen, kakakum kurivikum kalyanam.*

Kakakum kurivikum kalyanam.

Le corbeau et le moineau se marient."

Leurs horoscopes sont-ils compatibles à cent pour cent, se demanda-t-elle ?

Alors qu'elle travaillait depuis un an comme programmatrice pour une compagnie faisant partie des cinq cents plus grosses recensées par le magazine *Fortune*, sa mère lui trouva un garçon convenable. Les planètes étaient là où il fallait, avait dit l'astrologue. Son horoscope est en parfaite harmonie avec le tien, avait dit sa mère. Il s'appelle Srinivasan, avait dit son père ; comme toi, avait pensé Leela, et elle l'avait épousé. Leela Srinivasan devint Leela Srinivasan. Elle passa sa lune de miel à Lonavala, en revint avec des paquets de *chikki** et un tee-shirt orange vif. Elle ne devrait pas penser à ce tee-shirt orange, songea-t-elle, mais plutôt à comment elle avait pu faire son compte pour égarer *deux fois* le curcuma.

* Lonavala est une station de montagne célèbre pour ses paysages, ses chutes d'eau et le *chikki*, une friandise à base de cacahuètes et autres graines.

La veille, sa belle-mère lui avait donné une racine de curcuma pour qu'elle l'apporte à la cérémonie du lendemain. Après que les femmes eurent placé les boulettes de riz sur les feuilles de curcuma l'une après l'autre – Leela en une ligne droite impeccable –, sa belle-mère demanda la racine de curcuma afin de la frotter sur les joues de Leela et sur le cordon sacré jaune qui pendait à son cou. Mais Leela l'avait perdue et en avait apporté une autre. Il a suffi d'un regard glacial de sa belle-mère pour qu'elle se rende compte que celle-ci savait que c'était la mauvaise racine de curcuma. Elle était supposée avoir apporté la bonne, celle que sa belle-mère avait sanctifiée en la nouant autour du pot de Pongal. Comme si en répandant le jaune de cette racine et d'aucune autre sur son pendentif de mariage elle allait accroître la durée de vie de son époux de cent ans. Après lui avoir lancé un regard furieux, sa belle-mère lui donna une autre racine de curcuma. Leela se prosterna à plusieurs reprises devant les anciens de sa famille par alliance, chacun d'entre eux lui fit cadeau d'une poignée de roupies, et d'autres racines de curcuma qu'elle glissa dans son porte-monnaie. Puis, de façon inattendue, sa belle-grand-mère de quatre-vingt-dix-neuf ans, qui habituellement passait ses journées allongée dans un coin, se leva et réclama une prosternation *et* la racine de curcuma. Leela fouilla dans son porte-monnaie, en sortit des longues et des courtes, des grosses et des fines, des droites et des tordues, sans pouvoir mettre la main sur la bonne racine de curcuma.

Elle marchait maintenant en direction de chez elle, son petit garçon accroché à sa main, son bébé accroché à l'intérieur de son ventre, et quelque chose qu'elle n'arrivait pas à définir accroché à son cœur.

C'était le troisième jour de Pongal, lors duquel une femme mariée se rend dans la maison maternelle pour exécuter un cérémonial favorable à la bonne santé de ses frères et pour entretenir des liens familiaux. Pourquoi donc sa belle-mère l'avait-elle fait venir dans *sa* maison ? Et que signifiaient toutes ces racines de curcuma et tous ces rituels ? Quand on parvient à les maîtriser, le sens vous en échappe. Et pourquoi autant ? Pourquoi devait-elle se réveiller à l'aube pour la fête de Diwali et rendre visite à toute la compagnie ? Pourquoi ne pouvait-elle pas juste profiter des jours de vacances ? Et lors de Karthigai, pourquoi devait-elle préparer d'innombrables *murukku** ? Elle surveillait ses calories, son mari avait du cholestérol et son fils détestait les *murukku*. Pour qui les préparait-elle ? Ah, oui, pour Dieu, mais Dieu n'en a jamais pris une bouchée.

*

Pooja était assise à la manière d'une chauve-souris dans l'obscurité. Ses pieds semblaient enserrer une barre imaginaire et elle pendait la tête en bas. Si elle tombait, ce serait la chute dans les airs. Les lumières se rallumèrent et elle s'affala un peu plus dans son siège. Tout autour d'elle, les gens se levaient et applaudissaient à tout rompre. Le film était enfin terminé. C'était le plus gros succès de l'année : *Dil Chahta Hai*. Ses amies l'avaient vu plusieurs fois mais elle n'arrivait pas à se concentrer. Pendant la projection, elle avait alterné obscurité et visions intermittentes du craquant Aamir Khan. Elle entendit sa

* Tortillon frit et craquant à base de lentilles et de riz.

voix à quelques reprises mais la plupart du temps ses oreilles étaient fermement boulonnées, et ses pieds plus encore, à la barre imaginaire à laquelle elle était suspendue.

C'était Anu qui avait insisté pour qu'elle vienne. "Tu ne vas pas passer ton après-midi à broyer du noir", lui avait-elle dit en la traînant au cinéma. Pooja l'avait suppliée de la laisser tranquille au lit, rideaux tirés, mais Anu n'avait rien voulu entendre. "Ça fait des semaines que ça dure, avait-elle dit, et le film va t'aider à t'en sortir." Mais le film ne l'avait pas aidée à s'en sortir, si tant est qu'on puisse sortir de ce genre de choses.

Elle se leva et suivit Anu dans la foule. On aurait dit des personnages de dessin animé au ralenti, avec leur pas lourd et leur expression gesticulante. Soudain, la jalousie s'empara d'elle, jalousie à l'égard de tous ces gens qui étaient capables de trouver de la joie au cinéma. En ce qui la concernait, elle était incapable de trouver de la joie quelque part. Elle ressentit un grand poids en elle, comme si Sunil était enfermé dans son cœur et qu'elle le transportait. Sans compter qu'au-dessous de son cœur se trouvait une autre petite chose, qui, bien que ne pesant presque rien, était massive.

Au début, elle avait été furieuse quand Sunil l'avait laissée tomber, furieuse parce qu'il ne prenait pas ses appels, parce qu'il avait disparu alors qu'elle portait en elle une partie de lui. Et puis elle avait ressenti un envahissant sentiment de culpabilité pour avoir menti à sa mère et, tout à coup, n'avait plus qu'une idée : s'enfermer dans sa chambre et pleurer. Maintenant, en sortant du film, après avoir vu des gens rencontrer l'amour en l'espace de trois heures, elle voulait le rencontrer elle aussi. Elle appellerait Sunil une dernière fois et il accourrait vers elle à la manière d'Aamir Khan. Sans doute cela avait été trop lourd pour lui, mais du temps avait passé et il viendrait peut-être. Oui, c'est ce qu'elle allait faire. Elle allait l'appeler. Maintenant qu'elle était décidée, elle se sentait en pleine forme, excitée même à l'idée de composer son numéro.

Dehors, la lumière était aveuglante. Il lui fallut quelques minutes pour s'adapter à la clarté après avoir été assise dans le noir si longtemps. Lorsqu'elles commencèrent à se diriger vers le parking, Pooja mit ses lunettes de soleil et tapota l'épaule d'Anu.

"Je voudrais aller chez toi et essayer de l'appeler une dernière fois, chuchota-t-elle.

— Tu es la bienvenue à la maison, chérie, dit Anu, mais ce n'est pas une bonne idée.

— Je sais qu'il m'aime. Il a été effrayé par ce qui est arrivé, c'est tout.

— Tu sais quoi, tu as peut-être raison, dit Anu tandis qu'elles enfourchaient son scooter rouge. Peut-être que tu devrais essayer une dernière fois.

— Une dernière fois."

Une fois en route, elles se mirent à chanter comme au bon vieux temps, ces jours légers où la musique – et les paroles aussi – comptait, avant. Pooja rejeta la tête en arrière et lorsqu'elles arrivèrent en haut de l'échangeur de Gemini Circle, elle ne vit plus que le ciel, une vaste étendue de ciel solide. Le bleu la calma et le soleil du crépuscule se teinta d'une lueur orangée à travers ses verres fumés. Au fur et à mesure qu'elles approchaient de la maison d'Anu, dans le quartier de Nandanam, l'angoisse de Pooja revint, face aux réactions possibles à son ultime tentative d'appel. Et s'il était sorti ? Sa mère lui ferait-elle le message ? Et si sa mère ne lui faisait pas le message ? Oui, ensuite ? Aurait-elle droit à un autre essai ?

Elles se débarrassèrent de leurs chaussures dans la véranda et se glissèrent dans la maison, un vieil et spacieux édifice au pavement rouille et aux robustes fenêtres de bois, dont les murs étaient recouverts d'une peinture quasi incolore. Alors qu'elles se précipitaient dans la chambre d'Anu, sa mère leur courut après pour leur demander de manger quelque chose.

"Les *idli* sont tout chauds. Il faut manger, les filles. Toi surtout, Pooja, tu as beaucoup maigri !"

Elles la suivirent à la grande table en bois de rose de la salle à manger, où les grands-parents d'Anu étaient en train de lécher le *sambar* de leurs doigts ridés. La bonne posa deux assiettes métalliques à l'intention des filles et Pooja étudia son reflet dans le récipient scintillant. Avait-elle vraiment perdu du poids ? L'acier inoxydable élargissant ses joues et écrasant son front, ce qu'elle vit était une masse gigantesque de chair qui la fixait.

"Non, merci, vraiment. Je n'en prendrai pas, dit Pooja poliment.

— Non, non, il faut que tu manges. Ces *idli* vont fondre dans ta bouche.

— Merci, mais j'ai déjà mangé un gros sandwich au cinéma pendant que nous regardions le film."

Anu tenta de dire quelque chose mais Pooja lui lança un regard noir. Pooja avait grignoté du pop-corn pendant la projection en comptant les calories de chaque grain ; c'était Anu qui avait dévoré un énorme sandwich au poulet, qu'elle n'avait pas l'occasion de manger chez elle. La maman d'Anu les questionna sur le film et Pooja raconta l'histoire tant bien que mal, marquant de vagues pauses pour tenter de se rappeler ce qu'elle avait – ou n'avait pas – vu, tandis qu'Anu engouffrait quatre rondelets *idli.*

Après quoi elles filèrent, grimpant l'escalier et atterrissant dans la chambre d'Anu en une seconde, puis fermant à clé derrière elles. Anu approcha le téléphone sans fil de Pooja avec un sourire coquin ; Pooja le prit dans ses mains, savourant ce moment rempli d'espoir, et remettant à plus tard la tristesse qui pourrait en découler. Après une longue inspiration, elle composa le numéro. Il n'en fallut pas plus pour que la vieille sensation revienne. Comme si rien ne s'était passé, son cœur se mit à battre à chaque sonnerie au même rythme que chaque fois qu'elle appelait Sunil depuis le premier jour. Et il était là, à l'autre bout de la ligne. Elle pouvait se représenter son visage lorsqu'il décrocha l'appareil et dit allô.

"C'est moi.

— Salut Pooj."

Oh, que son cœur se gonfla quand son nom se contracta en sortant de sa bouche !

"Salut Sunil. Comment vas-tu ?

— Je vais bien. Et toi ?

— Aussi bien qu'on peut aller dans ce genre de situation.

— Alors, qu'a dit le docteur ?

— Elle m'a dit de faire des examens et de revenir. Elle m'a dit de t'emmener avec moi le jour où on le fera."

Sunil toussa et dit qu'il ne pouvait pas parler parce que son père se trouvait juste à côté et qu'ils étaient en pleine réunion de famille.

"Pourquoi tu ne m'as pas rappelée, Sunil ? demanda Pooja. À peine l'eut-elle dit qu'elle le regretta.

— Tu sais que j'étudie pour les examens d'entrée à l'université.

— Depuis quand tu t'es mis à étudier, bébé ? dit Pooja avant de se sentir sombrer un peu plus encore.

— Tu ne peux pas comprendre. Tu n'auras pas à te taper les tests d'admission, toi. Une fois que tu auras passé les examens terminaux, ce sera fini. Je dois bosser dur, tu sais."

D'autres ont la vie dure, pensa-t-elle.

"Donc tu viendras avec moi le jour où on le fera ?

— Écoute, je passe demain et on voit ça. Il faut que je file.

— Bye, chéri.

— Bye."

Et ce fut tout. Un simple clic qui résonnait dans sa tête et il était parti, impossible d'imaginer son visage ; mais du calme, se dit-elle, du calme, je le verrai demain.

"Qu'est-ce qu'il a dit ? demanda Anu.

— Il a dit qu'il passerait me voir demain.

— C'est super ! Ça valait la peine d'attendre, hein ? Il vient à quelle heure ?

— Je sais pas, il a pas précisé."

Elles s'allongèrent sur le lit, cherchant les réponses au plafond, et Pooja eut le pressentiment qu'il s'agissait du calme avant la tempête, moment où on ne dit ni ne fait rien, le regard rivé au plafond désert.

Soudain, Anu sauta du lit et annonça qu'elle avait décidé d'étudier la psychologie.

"Tu sais ce que tu veux faire, toi ?"

Pooja voulait faire des films. Pas du genre de ceux où tout le monde rencontre l'amour à la fin. Elle voulait réaliser des documentaires et elle avait déjà réfléchi au sujet du premier. Il serait sur les prostituées adolescentes enceintes de Kamathipura, à Bombay.

“J’ai envie d’aller étudier le cinéma aux États-Unis.

— Waouh ! Cool. Tu as pointé les écoles où tu vas déposer un dossier de candidature ?

— J’ai commencé, oui”, répondit-elle en faisant de son mieux pour avoir l’air déterminée alors que son esprit était ailleurs.

La scène se déroulait dans une petite allée du quartier de Kilpauk, derrière les arbres, sur la terrasse d’un immeuble de cinq étages. Une jeune fille faisait pour la première fois l’amour avec un jeune garçon. Elle ne voulait pas faire l’amour, mais elle pensait que si elle le faisait, il l’aimerait. Oh, elle aimait l’embrasser, oh que oui, et le câliner, et même lui mordre le cou comme du chocolat, mais quand il ouvrit la fermeture éclair de son jean et la pénétra, elle regarda les étoiles et eut envie de pleurer.

Maintenant, elle avait envie de rentrer chez elle. Elle avait envie de se mettre au lit avec un oreiller sur la tête. Elle salua Anu d’un geste de la main et marcha. Les lumières fluorescentes de la rue ressemblaient à des bébés lunes et elle ressentit à nouveau de l’excitation à la pensée de voir Sunil le lendemain. Un chauffeur de rickshaw bougon s’arrêta à sa hauteur.

“Greams Road, dit-elle en continuant.

— Cinquante roupies, OK ?”

Elle hocha la tête et monta. Il démarra sur les chapeaux de roue, grillant les feux tandis qu’elle comptait les lampadaires qui défilaient à toute allure. Il se mit à pleuvoir et le chauffeur déplia deux grandes feuilles de plastique qu’il disposa sur les flancs du véhicule. Pooja s’enfonça dans l’obscurité de la cabine et glissa à travers la ville.

*

Megha ramassa les groseilles de la véranda et les déposa dans une corbeille de bambou. Cela faisait des jours qu'elles séchaient au soleil sur du papier journal. Elles étaient maintenant incolores et ratatinées comme elle, prêtes à devenir condiment.

L'odeur d'œufs en train de frire provenant de la cuisine des voisins pénétra dans ses narines et lui donna envie de vomir. Elle se précipita dans les toilettes des domestiques parce qu'elles étaient les plus proches, positionna sa tête en direction du trou et rendit son petit-déjeuner d'un doux mouvement elliptique émanant de ses entrailles.

Elle voulait voir sa mère, sa dévouée mère au teint terreux, aux yeux de lapin et aux joues creuses cernant de fines lèvres qui saillaient pour l'embrasser, la nuit, dans ses rêves. Son visage éclatait en un grand sourire lorsqu'elle découvrait Megha sur le seuil, et Megha passait sa journée à la suivre dans la maison en racontant des histoires sur les filles (mais jamais un mot sur sa belle-mère). Elle retournait chez elle avant que la nuit tombe, afin qu'on ne croie pas qu'elle avait été rejetée par la famille de son mari et qu'on ne lui demande pas à voix basse quand elle rentrerait. Elle se demandait ce qui se passerait si elle leur disait qu'elle ne rentrerait pas, qu'elle ne rentrerait *jamais*, qu'elle resterait vivre chez sa mère.

Mais dans ce cas qui voudrait de sa sœur cadette ?

Et les robes de soie et le coffre de mariage en bois de santal, alors ? Et les célébrations, assise à la place d'honneur, les cérémonies où l'on est le centre d'attention ? Et la musique, la danse ? Ça ne dure qu'un jour. Les *dholak* ne tambourinent plus, les *shehnai** se sont tus, les prêtres plient bagage et le mariage est terminé. Chacun rentre chez soi, les musiciens, les prêtres, les invités, le père de la mariée, la mère, les sœurs. Le marié aussi rentre à la maison, et la mariée quitte la sienne.

Megha prit un chou d'une main énergique et éplucha les feuilles fanées au pourtour. Elle le passa sous l'eau et coupa son cœur en deux. Sa belle-mère entra dans la cuisine et la regarda comme si c'était son cœur à elle qu'elle coupait.

"Idiote ! s'exclama-t-elle, tu ne sais donc pas que le chou est interdit pendant *chaturmash*** ? Il a commencé hier. Je me demande ce que tu fais dans notre famille. Tout ce que ça nous aura apporté, c'est une minable somme d'argent et une télévision !"

Megha rassembla tout son courage et ouvrit la bouche pour dire quelque chose à sa belle-mère, pour la première fois en cinq ans ; à ce moment précis, son mari et le père de celui-ci rentrèrent déjeuner et sa belle-mère partit à leur rencontre en se dandinant. Megha jeta le chou aux ordures et passa un œil dans le salon. Son mari était assis sur le sofa à côté de son père. Leurs têtes surdimensionnées faisaient penser à des œufs sur leurs petits corps trapus, et elle se posa la question de la poule et de l'œuf.

Mais ils ne mangeaient pas de poule, ni d'œufs. Ils ne mangeaient pas de la plupart des légumes à racine, parce qu'ils ne tuaient pas inutilement des plantes. Ils étaient jaïns.

* Le *dholak* est un petit instrument à percussion biface, le *shehnai* une sorte de hautbois.

** Période de quatre mois consacrée à la pénitence et au jeûne, commune à l'hindouisme, au bouddhisme et au jaïnisme.

Elle prit le couteau de boucher qui pendait à un clou sur le mur et éminça les tomates. Elle réchauffa de l'huile dans une poêle et la saupoudra de graines de moutarde, de clous de girofle, de cannelle et de cumin. Elle ajouta des feuilles de curry et des piments verts. Elle plongea du tamarin dans de l'eau chaude et l'écrasa entre ses doigts pour en retirer le jus. Elle mit le tamarin dans une poêle grésillante. Elle ajouta du curcuma et du chili en poudre. Les tomates émincées. Une pincée de sel. Enfin elle fit bouillir les lentilles à petit feu.

Elle apporta les plats l'un après l'autre. Son beau-père était royalement assis au bout de la table comme Humpty Dumpty* sur son muret. Aujourd'hui, on lui demandait de s'asseoir à la table, car elle portait leur précieux petit garçon. Aujourd'hui, c'était sa belle-sœur qui roulait les *chapatti* dans la cuisine. Tout était différent, aujourd'hui, car elle avait vomi son petit-déjeuner et l'astrologue de la famille leur avait dit qu'elle allait avoir un garçon.

Les *chapatti* furent servies l'une après l'autre, d'abord au beau-père, puis au mari, puis au beau-frère, puis à la belle-mère qui s'agitait dans son sari en taffetas, et enfin à elle. Il y aurait une autre tournée, suivant cet ordre pluriséculaire et inviolable : en premier les hommes, par ordre décroissant d'âge, et ensuite les femmes. En Europe, c'était l'inverse.

Elle avait neuf ans et était cachée dans la cuisine maternelle avec ses deux nattes huilées maintenues par des rubans de nylon. Son père avait ramené un monsieur européen pour le thé. Il avait pris des photos de

* Personnage d'*Alice au pays des merveilles*, à la tête d'œuf démesurée, souvent perché sur un muret.

leur petite maison miteuse, et sa mère avait préparé du thé pour tout le monde. Elle commença par lui, mais il prit la tasse de thé au lait et l'avança vers sa mère.

"Non, non, les femmes d'abord, dit l'homme à la chevelure dorée, en souriant.

— En Inde, c'est l'âne qui passe en dernier", dit son grand-père.

Tout le monde se mit à rire : son grand-père, ses oncles, et son père. Sa mère rit aussi. Elle ne parlait pas l'anglais.

Cette nuit-là, Megha rêva que ses oreilles s'étaient allongées. Elle essaye de les en empêcher mais elles ne cessent de grandir. Elle s'empare d'un masque de lion sous le lit et en couvre sa tête encombrante, ses oreilles d'âne, jusqu'à ce qu'elle ne voie plus que le visage sans peur du lion. Quelqu'un l'appelle, elle se tourne avec sa spectaculaire crinière et ouvre la bouche pour dire quelque chose, mais ce qui en sort n'est qu'un assourdissant hi-han.

La pendule sonna une heure. Retour au présent. À table, en compagnie de sa belle-famille, elle mangeait des *chapatti*. Elle se servit de purée de lentilles dans un bol de ses mains mal assurées et l'avala d'une traite. Elle se brûla la langue, se servit de petits pois en tremblotant et planta ses ongles roussâtres dans une *chapatti* froide.

"*Aap ande jaise lagte hain*, dit-elle en hindi à Humpty Dumpty, tu ressembles à un œuf."

Tout le monde la fixa. Sa voix était à peine audible et les mots qu'elle avait marmonnés n'étaient pas sortis de sa bouche avec clarté.

"*Aaj khana bahut achha hain*, la nourriture est très bonne aujourd'hui", parvint-elle à corriger, de façon audible.

Elle acheva le reste de son repas en quelques secondes et s'excusa ; s'excusant tout à la fois d'être une femme, s'excusant pour sa mère, pour ses sœurs et pour ses filles, et s'excusant de ne pas donner naissance à des fils.

"J'ai cru l'entendre dire quelque chose au sujet d'un œuf", dit son beau-père.

Gras en haut et maigrelet en bas, il était impossible de savoir où son cou se terminait et où commençait le reste, et la verrue de son menton ressemblait au nombril d'une bedaine. Le visage de son mari gonflait petit à petit ; un jour – quand ses filles seraient en âge de se marier –, il serait la copie conforme de son père.

Elle monta dans la chambre qu'elle partageait avec son époux et ses enfants. Un grand portrait de l'arrière-grand-père de celui-ci était accroché au mur. Le bas de sa tête était plus gros que son sommet et elle ne parvenait pas à voir où le cou se terminait et où commençait le reste. Elle fixa le portrait quelques instants, il donnait l'impression qu'il allait tomber.

"J'ai résolu la question de la poule et de l'œuf", se dit-elle, et elle s'allongea.

*

Anjolie se mit à genoux. Elle se pencha en avant en posant ses coudes, ses avant-bras et ses paumes à plat sur le tapis. Elle s'assouplit le cou puis tira la tête en arrière. Elle leva les fesses et, dans le même mouvement, les jambes, qu'elle replia au-dessus de sa tête. Elle resta dans cette *vrischika asana*, position du scorpion, pieds pendillant au-dessus de la tête et en équilibre sur les bras. Elle ressemblait à un scorpion, elle avait la sensation d'en être un avec sa queue ramenée, prête à piquer sa prochaine victime.

Elle compta. Mille, deux mille, trois mille. Elle compta des moutons et encore des moutons. Elle compta les hommes qu'elle avait embrassés. Elle le compta deux fois puis recommença de zéro.

Elle ne l'avait embrassé qu'une fois.

Il s'était penché pour l'embrasser sur la bouche mais elle avait reculé la tête et l'avait regardé droit dans les yeux ; clignement des yeux ; regard ; clignement des yeux ; et alors qu'il était sur le point de s'éloigner, elle l'avait embrassé au coin de la lèvre inférieure. C'était comme embrasser un mur de briques au bord de l'univers et réaliser tout à coup qu'il n'y a pas de mur de briques, ni de bord de l'univers ; il est infini, en expansion jusqu'à son effondrement sous l'effet de sa propre gravité.

Anjolie revint à sa position de départ avec grâce. Au musée Guggenheim, elle avait présenté une performance au cours de laquelle elle adoptait la *vrischika asana* avec un scorpion vivant sur le corps. Ce fut la dernière. Le feu s'était éteint. Elle avait recouvert les braises de cendre mais n'avait pas oublié la première étincelle.

C'était la fin des années 1980. Elle étudiait le français à l'Alliance française, sur College Road. "Tu entreras en contact avec ton père défunt, sinon par l'esprit, au moins par la langue", lui avait dit sa mère en l'inscrivant. Chaque jour, après le cours, elle allait se plonger dans d'énormes livres d'art à la bibliothèque. Entre ces quatre murs, au premier étage, si la rencontre du père fut plus incertaine, telle ne fut pas celle de Cézanne, Monet, Matisse, Renoir, Toulouse-Lautrec et Van Gogh.

Ils changèrent sa façon de regarder ses murs et fenêtres impassibles. Ils changèrent sa façon de regarder le soleil un jour ensoleillé, un raisin dans une coupe de raisins ; ils changèrent sa façon de regarder la vie, sa petite vie insignifiante d'étudiante en secrétariat commercial qui préparait des recettes à la maison pendant que sa mère se peignait les ongles de pied en rouge, à côté de la fenêtre.

Sa mère avait rencontré son père lorsqu'il était venu en Inde avec une guitare cassée pour apprendre la méditation transcendantale. Il tomba amoureux de son joli petit minois basané et l'emmena avec lui dans l'Himalaya. Elle s'enfuit de chez elle avec un sac de vêtements et, tandis qu'ils traversaient le Gange sur une petite embarcation de bois, vomit dans le fleuve et découvrit qu'elle était enceinte. Ils se marièrent dans un temple au bord d'un lac glacé et, neuf mois plus tard, elle mit au monde un charmant bébé. *"Mon ange,* l'appelait-il, *mon ange très très joli** ", ils la baptisèrent donc Anjolie. Ils traversèrent l'Himalaya avec Anjolie. Une année s'écoula ; argent et guitare étaient épuisés. Anjolie hurlait dans leurs bras, elle réclamait de la nourriture pour son ventre et de la musique pour ses oreilles. Ils prirent des petits boulots au pied de l'Himalaya (lui faisait le guide pour les touristes parlant le français, elle pour ceux qui parlaient l'anglais). Sous un toit de chaume un matin, fatigués et essoufflés, la passion avait quitté la maison comme la flamme leur réchaud à pétrole. Il sortit acheter des cigarettes et ne revint jamais. Elle l'attendit des semaines puis rentra finalement à Madras, avec Anjolie et un sac de vêtements sales.

* En français dans le texte.

Anjolie grandit avec sa mère dans un minuscule appartement de Thiruvanmiyur d'où on pouvait voir la mer et dans la maison du voisin. Armée d'une magnifique paire d'yeux et de quelques dizaines de mots français dans la poche, sa mère travailla comme guide pour touristes européens venus en Inde voir des éléphants dans les rues. Elle gagna sa vie surtout grâce aux pourboires, qu'elle allait changer en roupies à l'agence Thomas Cook. Elle n'acheta aucun jouet à Anjolie mais lui apprit le yoga et lui donna des ailes.

Anjolie se levait aux premières lueurs de l'aube et pratiquait le yoga sur la terrasse. Ensuite, elle prenait deux bus pour aller à l'université puis un autre pour aller à l'Alliance française. Elle rentrait à la maison et préparait un dîner pour deux. Après le dîner, sa mère s'endormait sur le sofa croulant et elle se retirait dans l'unique chambre, aussi insomniaque que Proust. Allongée sur un matelas posé à même le sol de mosaïque, elle passait ses nuits à lire Rimbaud, Baudelaire, Flaubert, Jarry et Artaud.

Elle obtint une bourse pour aller étudier à l'École des beaux-arts. Sa mère lui donna un vieux plan de Paris, un assortiment de soixante-dix-sept billets en francs français, et l'embrassa à l'aéroport. Anjolie s'assit près du hublot et quand Madras eut disparu de sa vue, elle sortit *L'Étranger* de son sac et commença à le lire.

"Aujourd'hui, maman est morte. Ou peut-être hier, je ne sais pas. J'ai reçu un télégramme de l'asile : « Mère décédée. Enterrement demain. Sentiments distingués. » Cela ne veut rien dire. C'était peut-être hier."

L'École des beaux-arts était située juste en face du Louvre, au cœur de Saint-Germain-des-Prés, repaire de nombreux artistes. Anjolie flâna dans les rues pavées et sinueuses du Quartier latin, elle fit l'amour au lieu de peindre, mais sculpta son esprit comme *La Porte de l'enfer*. Et, en deuxième année à l'École, elle rencontra la performeuse basée à New York Marina Abramovic qui lui ouvrit les portes d'un nouvel univers artistique.

La performance était un art vivant, sans aucune règle. Il pouvait consister en n'importe quelle situation comprenant les quatre éléments que sont le temps, l'espace, le corps du performeur et une relation entre celui-ci et le public. Contrairement à ce qui se passe en peinture où c'est l'objet qui constitue l'œuvre, c'est le processus qui la constitue. On ne peut ni l'acheter ni la vendre. Elle peut être amusante ou effrayante, mais il faut qu'elle soit mémorable.

Anjolie visionna un vidéoclip de *The Lips of Thomas* – performance qui date de 1975, dans laquelle Abramovic se lacère la peau et trace une étoile sur son ventre avec une lame de rasoir – et imagina utiliser son corps comme médium pour son travail. Les mots de Marina ne cessaient de résonner dans sa tête. "Dans la vie courante, si je me coupe, je crie comme un bébé, mais dans une performance, la douleur n'est pas un problème. Il s'agit de faire disparaître la peur de la douleur en la mettant en scène devant un public, d'en passer par la douleur devant des spectateurs et de la transformer en autre chose." Anjolie réalisa qu'il était possible d'explorer les limites du corps et les potentialités de l'esprit. Durant une performance, en parvenant à mobiliser l'énergie nécessaire, on pouvait pousser son corps jusqu'à ses limites. La douleur était une bonne ouverture vers un autre état de conscience.

Anjolie franchit un nouveau seuil à l'âge de vingt-trois ans en recréant *The Lips of Thomas*. Dans les coulisses, avant d'entrer en scène, elle avait l'impression d'avoir des papillons dans le ventre. Ils battaient des ailes comme les corbeaux peints par Van Gogh à la veille de sa mort. Elle n'était pas certaine de pouvoir aller jusqu'au bout ; elle avait envie d'annuler et de s'échapper dans le tableau en compagnie des corbeaux agités, mais dès qu'elle fut sur le plateau et vit le public, elle trouva la force nécessaire. Elle pensa par la suite que cette force enfermée dans son ventre depuis des années n'attendait que d'être extériorisée.

Debout et nue face aux spectateurs, elle se grava une étoile sur l'estomac avec une lame de rasoir et regarda le sang couler sur son bas-ventre. C'était méditatif et apaisant, pas douloureux. Elle avait fait la découverte d'une personne nouvelle en elle, dont elle ignorait jusqu'alors l'existence.

L'Anjolie d'en dehors de la scène était très différente. Cette Anjolie-là était fragile comme le carreau d'une fenêtre avant que la balle du voisin ne vienne le frapper, elle était douce comme un pétale de rose avant sa chute. Elle pleurait, ou riait parfois, avec timidité, de ses propres pièces.

C'était cette Anjolie-là qui, sur le vol qui la ramenait chez elle, rencontra un jeune scientifique. Ils étaient assis l'un à côté de l'autre ; elle, près du hublot, regardant les lumières de Paris rapetisser ; lui, côté couloir, regardant au-delà d'elle l'étendue du ciel. Tandis que l'avion s'élevait au-dessus d'un million de cafés avec leurs invisibles consommateurs assemblés autour de carafes, Anjolie retira sa carte d'embarquement insérée entre les pages soixante-douze et soixante-treize du *Tour du monde en 80 jours*, et lui, l'édition intégrale en version originale du *Guide du voyageur galactique*.

C'est donc un voyageur galactique, pensa Anjolie ; c'est un canon, pensa Neel, qui – ce qui n'était pas dans ses habitudes – se mit à draguer. Il lui promit de l'emmener au restaurant au bout du monde et lui demanda son numéro de téléphone. Elle rit et le lui écrivit sur une serviette en papier.

Il l'appela la semaine suivante et l'emmena à la plage de Fisherman's Cove. Ce n'était pas le bout du monde, mais après tous ces Bloody Mary et ces fruits de mer, ces conversations au sujet de la vie, de l'univers et de tout ce qui se trouve au-delà, lorsqu'ils se levèrent pour partir, cela ressemblait au bout du monde. Trois mois plus tard, elle l'épousa, son génie aux cheveux bouclés, aux yeux foncés et à réponse à tout. Elle revint à Madras et à ses premières amours, la peinture. Elle peignit l'océan, elle peignit le ciel, elle peignit ses orteils, ses pieds, ses mollets et ses cuisses, comme elle les percevait.

Anjolie était assise en lotus et mélangeait trois nuances de marron avec sa brosse, observant la courbe des muscles de ses mollets. Elle resta dans cette position pendant six heures et demie et peignit. Elle allongea une jambe, puis l'autre et posa sa brosse.

Il était trois heures. Elle alla à la cuisine, se versa un jus d'orange et y jeta deux glaçons. Elle s'assit sur le balcon le verre à la main et observa les arbres à travers la grille de la fenêtre. Il faisait chaud. Le soleil transperçait le ciel de ses rayons brûlants. En sirotant le liquide glacé, lorsque ses lèvres touchèrent le bord du verre, elle pensa à *lui*. Il devait être à la maison, en train d'écrire quelque chose. Elle se le représenta chez lui, composant sur un cahier géant une sérénade à son intention ; elle se le représenta sur une chaise près de la fenêtre, et puis elle se représenta sa femme. Soudain, il y eut du brouillard partout – entre les arbres et la lumière du soleil, entre la grille de la fenêtre et la découpe de ciel – et tout se déforma. La grille était tordue, l'arbre penché, le soleil voilé. Lorsqu'elle posa son verre, l'arbre se redressa, le cadre en fer forgé de la fenêtre redevint d'aplomb et le soleil se remit à briller, comme seul il brille à Chennaï.

4

C'était un jaune clair après-midi de février. Il y avait plus d'un an maintenant que je m'étais installée dans cette ville brûlante au nom au goût du jour. Quelqu'un avait décidé d'en changer pendant que j'étais à Londres, et comme moi quand j'étais petite, ma bonne vieille ville avait perdu son nom.

Je rentrais chez moi à pied pour déjeuner après avoir passé toute la matinée à la clinique ; s'il y avait quelqu'un que je ne m'attendais pas à trouver en ouvrant le portail, c'était bien lui, Sid.

J'en suis restée clouée sur place.

L'expression de mon visage l'amusait manifestement beaucoup. J'avais la sensation d'être dans un rêve dont j'allais me réveiller à tout instant dans mon lit sous le ronflement du climatiseur.

"Salut, doc, dit Sid en souriant. J'ai vu la resplendissante plaque dorée à l'extérieur et je me suis dit que j'allais passer voir si le docteur était là.

— Pourquoi ? demandai-je, ravie. Tu as besoin d'un traitement ?

— D'un traitement de faveur.

— Ça, tu y as toujours eu droit.

— Mais est-ce que j'y ai encore droit ? Après tout, ça fait plus de dix ans."

Cela faisait plus de dix ans qu'il était parti pour Calcutta, comme un soldat à la guerre, me laissant avec la terrible sensation dans l'estomac que je ne le reverrais jamais. Et il était là, en chair et en os, et beau comme un dieu.

"Tu es encore plus belle, dit-il, lisant dans mes pensées. Mais qu'est-ce que c'est que ce sari et tout le machin, doc? Tu as l'air d'une bonne petite brahmane, mais ça ne prend pas avec moi."

Il ne m'avait jamais vue en sari. Je le portais depuis que j'avais commencé à exercer à Madras ; ajouté à cela la chevelure en bataille dorénavant nouée sur ma nuque, je devais avoir changé d'allure, en effet. Nous sommes entrés dans la maison, j'ai mis la table et apporté l'assortiment préparé par ma cuisinière : *vatha kuzhambu*, *keera kootu*, *avial**, bouillon de poivre au citron, accompagné d'une montagne de riz et de pommes de terre rôties au four.

"Je ne sais pas si tu es comme moi, mais je meurs de faim, dis-je.

— Moi aussi", dit-il, le regard pétillant, l'esprit toujours aussi vif dans l'art d'interpréter.

Nous nous mîmes à table et au cours de ce délicieux repas nous avons rattrapé le temps perdu. Je lui ai raconté Londres et mon retour ici, dans une maison vide. Je lui ai parlé de Shanti et de tout ce qui s'était passé entre nous ; elle avait joué un grand rôle dans ma vie à l'époque où j'étais interne à l'hôpital général de Madras. Je lui ai parlé de Zubeida et de Megha, de Tulsi et d'Anjolie, de Pooja et de Leela. Il

* Trois classiques de la cuisine végétarienne de l'Inde du Sud, respectivement à base de tamarin et d'oignons, d'amarante et de noix de coco et de légumes variés, assaisonnés de multiples épices.

me dit qu'il avait perdu sa mère et que son père fabriquait maintenant des panneaux solaires à Auroville. Il avait fait le tour du monde pour Lonely Planet et était revenu en Inde pour y écrire un récit de voyage. "Retour à l'essentiel", dit-il. "Retour à tes racines", commentai-je. Sa longue chevelure était devenue une coupe en brosse mais il était aussi délectable que les plats qui se trouvaient devant nous. J'avais envie de lui demander s'il était avec quelqu'un mais je ne voulais pas être la première à aborder le sujet. Une nouvelle fois, il lut dans mon esprit.

"Une belle fille comme toi n'est pas seule, si?

— Elle l'est, répondis-je, avec la sensation d'être redevenue une fille, ce qui ne m'était pas arrivé depuis bien longtemps. J'en avais assez d'être une adulte, la femme plus mûre que son âge qui recollait les cœurs et les morceaux.

— Nous sommes deux", dit-il.

J'ai regardé ma montre. Trois heures s'étaient écoulées, pourtant j'avais l'impression d'avoir juste ouvert le portail et posé les yeux sur lui. Le temps n'en faisait toujours qu'à sa tête quand Sid était dans les parages. J'étais en retard pour mon premier rendez-vous de l'après-midi.

"Il faut que je fonce, dis-je.

— Nous sommes deux."

Il me regarda dans les yeux et mon cœur se mit à battre comme une horloge au cœur de la nuit. C'est le problème lorsqu'une lectrice vorace converse avec un écrivain : leur dialogue a l'air de sortir d'un roman et il faut lire entre les lignes. Voulait-il dire qu'il fallait que nous foncions comme nous l'avions fait des années auparavant, la vingtaine et vivant de rêves? Ou bien fallait-il tout bêtement qu'il s'en aille?

Confortablement installé à mon côté dans le sofa, il ne se levait pas. J'avais envie de prendre son visage dans mes mains et de sentir ses cheveux en brosse contre mes doigts.

"Reste là, dis-je, je serai de retour dans quelques heures.

— J'ai un train à prendre, mais je reviendrai.

— Quand ?

— Pas ce week-end, mais le suivant. À moins que le docteur ne soit de garde aussi le week-end ?

— Uniquement pour les traitements spéciaux. Mais cette fois puis-je avoir un numéro de téléphone ou vas-tu encore disparaître ?

— Ce n'est pas moi qui ai disparu la dernière fois, souviens-toi. Je suis juste parti pour le travail. Tu es passée me voir pour me dire que ça ne pouvait plus continuer comme ça et tu as quitté le pays sans laisser d'adresse."

C'était vrai. Je ne pouvais pas supporter l'idée de le voir partir, j'ai donc débarqué avec mon grand projet londonien, puis j'ai pris congé. Mais maintenant j'avais envie de tomber dans ses bras à nouveau. J'avais envie de glisser ma main sous sa chemise et de sentir ces biceps oubliés. J'avais envie de poser ma tête sur son épaule et de fondre en larmes. Au lieu de quoi, j'ai noué mes cheveux, ajusté les plis de mon sari et suis sortie.

*

On dirait que les gouttes d'eau sont de plomb, songea Tulsi sous la douche. Elle se savonna au Pears à la glycérine, dont le parfum fit remonter dans sa mémoire des souvenirs d'un été où, petite fille, elle avait passé ses après-midi à lire *Le Clan des sept* dans la baignoire en plastique de la maison de sa grand-mère. Elle s'imaginait rencontrant les enfants du quartier dans la remise, sur prononciation du mot de passe uniquement, sirotant de la limonade et résolvant des mystères. Son frère Ram, de quatre ans son aîné, serait le chef de la société secrète, décida-t-elle. Il fixerait les règles et distribuerait les tâches, et cette fois à d'autres qu'elle. Elle lui parla de son idée, qui ne tarda pas à prendre forme. Le groupe, qui incluait trois cousins et un garçon du voisinage, s'appela le "clan des six" et résolut des crimes imaginaires pendant toute la durée de l'été. Son frère prenait ses responsabilités très au sérieux, se souvint-elle en riant tout en se savonnant le cou. Comme il lui manquait ! Parti faire des études à New York, il y était finalement resté. Il avait épousé une Américaine et ils ne séjournaient en Inde que de temps à autre avec leurs trois enfants. Elle adorait ses nièces et son neveu qui était la copie conforme de son frère jeune. Comme il lui manquait ce petit garçon qu'avait été son frère ! C'était devenu un vrai adulte et il prenait ses responsabilités au sérieux plus que jamais.

Ses cousins aussi étaient devenus des grands ; petits, ils séjournaient chez leur grand-mère tout l'été. Ils passaient leur temps à jouer et lorsque l'un d'entre eux s'écorchait le genou, les autres l'entouraient pendant que leur grand-père nettoyait la plaie avec du coton et la recouvrait d'un sparadrap couleur chair avec des petits points rose vif au centre.

Ce sont les détails qui comptent, pensa Tulsi, en revoyant les petits points rose vif. Elle observa les motifs de pétales sur les carreaux de céramique de la salle de bains. Était-ce une rose ou un chou avec ses feuilles évasées ? Elle se savonna les cuisses, les mollets et les pieds, prenant bien soin de passer entre les orteils. Et le savon lui glissa des doigts, comme son mari l'avait fait, il y avait une heure de cela.

Elle était restée au lit après avoir fait l'amour, les fesses calées sur une pile d'oreillers, jambes levées et orteils pointés vers le plafond. "Nage, petit poisson, avait-elle dit à un millier de spermatozoïdes dans son vagin, et à un millier de monstres dans sa tête ; descends le courant et gobe l'œuf." Dhruv avait sauté du lit et lui avait demandé d'arrêter, d'arrêter ces séances de jambes et doigts de pied au plafond, d'arrêter de compter le temps, les jours, comme si le monde tournait autour de son calendrier menstruel. "Arrête", lui avait-il lancé avant de disparaître. Tulsi n'avait pas arrêté. Elle avait attendu vingt bonnes minutes avant de ramener ses jambes et de se diriger vers la douche. Puis le savon lui avait glissé des mains et elle s'était sentie légère et frivole.

Elle sortit de la douche et enveloppa sa tête d'une serviette. Elle absorba l'humidité de ses cheveux comme une éponge. Les éponges de certaines espèces, avait-elle lu, relâchent leurs ovules et spermatozoïdes la même nuit et les uns fertilisent les autres. Si elle était une éponge, c'est ce qu'elle ferait. Elle sortit un tee-shirt rouge du placard qu'elle porta au-dessus d'un jean. Ses cheveux bruns étaient déjà secs, elle les tira derrière ses oreilles et entra, vacillante, dans le salon. Si Dhruv était là, elle le prendrait dans ses bras et lui dirait qu'il avait raison, qu'elle s'obsédait pour un problème qui n'en était pas un. Et ils riraient. Comme lorsque de vieilles fouines de son entourage demandaient à Tulsi s'il y avait de "bonnes nouvelles" et qu'elle répondait : "Oui, j'ai été primée dix fois pour mes publicités cette année !"

Mais où était-il ?

Il y avait un post-it jaune sur la porte. *Je me fiche que nous ayons un bébé ou non, mais je n'ai pas envie de perdre mon bébé dans l'histoire. D.* disait-il à l'encre bleue.

Elle avait envie de sauter dans ses bras mais où était-il ? Il devait être allé courir. Il ne courait que quand il était en colère ou troublé, or comme cela lui arrivait rarement, il courait très peu. Pourtant il avait le corps d'un joggeur. Il éliminerait sa colère comme s'il s'agissait de calories et rentrerait.

Mais ce n'était pas la colère que Dhruv éliminait en fonçant dans Cenotaph Lane avant de prendre à droite dans TTK Road. Ce n'était pas la colère qu'il éliminait au croisement avec Chamiers Road. Ce n'était pas la colère qu'il éliminait en dépassant à toute allure la station-service vers Boat Club Road. C'était le trouble.

Pourquoi Anjolie l'avait-elle embrassé de cette façon ? Quand il avait approché son visage pour le faire, elle avait eu un mouvement de recul, et l'avait regardé la regarder ; pendant trois secondes ils s'étaient observés les yeux dans les yeux, et il était totalement incapable de percevoir ce que ses yeux disaient. Ensuite, alors qu'il s'apprêtait à éloigner son visage, elle l'avait embrassé furtivement, ses deux lèvres aspirant sa lèvre inférieure, avant de la relâcher.

Il l'avait rencontrée quelques semaines plus tôt dans le studio d'un ami. Ils étaient en train de répéter quand des coups frappés sur la porte furent suivis de l'apparition de la plus belle femme qu'il ait jamais vue. Elle cherchait un trompettiste. Aucun d'entre eux ne l'était, bien qu'ils en aient eu immédiatement l'envie.

“Je ne connais pas de trompettiste, dit Dhruv, mais nous jouons d’autres instruments.

— C’est ce que je vois, dit-elle, en leur lançant un regard voluptueux.

— Pourquoi avez-vous besoin d’un trompettiste ? demanda Dhruv.

— Je travaille à une chorégraphie avec une trompette qui joue à l’arrière-plan.

— Si vous avez besoin d’une guitare…” dit-il, mielleux.

Elle rit. Elle s’assit et les écouta jouer. La nuit commençait à tomber, l’atmosphère devenait de plus en plus enfumée et Anjolie prenait un air surréel sous les lumières du studio. Puis elle se leva et dit que cela faisait des années qu’elle n’avait pas passé un aussi bon moment, et se retourna pour prendre congé.

Dhruv l’accompagna à sa voiture.

“Alors, vous êtes danseuse ? demanda-t-il.

— Non, dit-elle, je suis une performeuse. Ou plutôt, je l’étais. Maintenant, je suis peintre.”

La performance, il en avait entendu parler, mais n’avait jamais rencontré de performeuse.

Elle lui parla des années qu’elle avait passées à Paris et des pièces données à New York et à Amsterdam, sans omettre celle du scorpion, au musée Guggenheim.

En se représentant comment elle s’était tailladée sur scène, il ressentit un fourmillement bizarre dans les mains, une sorte de picotement, une sorte d’appel à la prendre dans ses bras sur l’instant pour l’empêcher de s’effondrer. “C’est dingue”, finit-il par dire, en glissant les mains dans ses poches. Il ne la prit pas dans ses bras – pas ce jour-là –, en revanche, il prit son téléphone et l’appela trois jours plus tard.

Ils se rencontrèrent à *Amethyst.* Ils s'assirent dans la véranda de la vieille maison de style colonial et sirotèrent d'innombrables tasses d'expresso. Tout sembla flou autour d'elle lorsqu'elle posa un coude sur la table et rit. Lui ne pouvait pas s'arrêter ce jour-là, il était intarissable.

Dhruv n'avait pas cessé de penser à elle après leur rencontre. Depuis le jour où il s'était retourné et avait vu Tulsi regarder ses fesses, il n'avait pensé à personne d'autre. Mais Anjolie était bien là et s'incrustait dans sa tête lorsqu'il s'y attendait le moins, comme cet après-midi avec Tulsi.

Elle était repassée au studio – pour les écouter jouer, avait-elle dit aux garçons –, confessant lorsqu'il l'avait raccompagnée à sa voiture qu'elle était venue pour lui. Elle monta, ferma la portière et baissa la vitre en souriant. Lorsqu'il se pencha pour l'embrasser, elle renversa la tête en arrière et le regarda dans les yeux, et avant qu'il ait eu le temps de retirer sa tête, elle l'embrassa. Ce bref baiser avait tout changé.

Maintenant, il imaginait le corps d'Anjolie sous la blouse vert perroquet serrée qu'elle portait ; il imaginait la texture de ses seins – doux comme des nuages, décida-t-il – et leur prochain baiser.

Il ralentit son allure et s'arrêta pour s'étirer dans une rue calme. L'air était chaud et sans le moindre frémissement. Il observa les feuilles d'un arbre : elles pendaient, immobiles, sous le soleil gorgé d'humidité de la fin de l'après-midi. Elle est bizarre, cette feuille, pensa-t-il, fixant l'une d'entre elles, plus claire que les autres. Elle avait l'air si bizarre qu'elle ne ressemblait pas du tout à une feuille. Lorsqu'il s'éloigna, la feuille sembla se rapprocher de lui et c'est alors qu'il la vit : la mante religieuse vert perroquet camouflée sur la feuille. Elle le regardait de ses deux points en guise d'yeux et releva la tête lorsqu'il tendit la main. Ses pattes de devant étaient jointes. Au cas où quelque chose passerait à leur portée, elle les replierait pour s'en saisir. Un mâle s'approcha, battant des ailes et remuant l'abdomen. Il sauta sur son dos, commença à copuler ; elle lui coupa la tête. Dhruv fit quelques assouplissements. Lorsqu'il repassa devant l'arbre, la mante était toujours assise sur la feuille, mais du mâle il ne restait que les ailes.

C'était dimanche. Il y avait quelques joggeurs dans la rue. Une femme poussait un landau dans lequel un gigantesque bébé blanc fixait le ciel de ses yeux bleus. Dhruv acheta un paquet de cigarettes sur TTK Road et marcha jusqu'à son appartement de Cenotaph Lane, sans avoir trouvé de réponses, et avec encore plus de questions.

Il introduisit la clé dans la serrure. Elle glissa dans le cylindre, les dents et les entailles parfaitement adaptées à l'orifice, comme si elle était faite pour entrer dans cette serrure-là et dans aucune autre. Il tourna la clé et la porte s'ouvrit. Tulsi vola dans ses bras et l'embrassa sur la joue.

"Je suis désolée, dit-elle. Je suis désolée, je ne vais jamais plus lever mes jambes de cette ridicule manière et à partir de maintenant nous ne ferons plus l'amour que quand nous en aurons vraiment envie."

Ils décidèrent d'aller voir un film. Ils se rendirent au multisalles Sathyam et prirent des tickets pour *Coyote Girls*. Pendant qu'ils picoraient leur pop-corn, côte à côte, Dhruv pensa à la mante religieuse mâle.

Il ne lui restait que les ailes.

*

Anjolie porta la blouse vert perroquet à son visage et inspira avant de la jeter dans la corbeille à linge sale. Ce devait être son odeur pendant ces trois secondes, avant de l'embrasser. Je sens le lys, se dit-elle, avant de réveiller Neel de sa sieste par des baisers.

Elle s'allongea à côté de lui, la tête sur son épaule. La lumière du soir dessinait des ombres à travers la fenêtre, dont la grille évoquait un fusain sur le pavement de marbre. C'est le moment sublime, pensa-t-elle. Les bras nus de son mari l'enveloppant, elle pensait à quelqu'un d'autre, le sol était couvert d'ombres et la blouse vert perroquet dans la corbeille à linge. Et soudain, les motifs au fusain se déplacèrent lentement sur le marbre avant de disparaître.

Son téléphone portable sonna. Chaque fois qu'il sonnait, son cœur résonnait à l'unisson comme un tambour qu'on frappe. L'appellerait-il aujourd'hui ? Il le fallait, sinon elle mourrait sous les coups.

C'était sa mère.

“J'espère que tu ne comptais pas passer aujourd'hui, hurla-t-elle dans le téléphone. Je vais au temple de Kapaleeshwarar.”

Sa mère passait son temps à prier. Elle avait transformé l'ancienne chambre d'Anjolie en sanctuaire. Un assortiment de dieux en technicolor – des Krishna, des Rama, des Ganesha, et une poignée de déesses assises sur des lotus rose vif – avait été placé à des endroits stratégiques sur la bibliothèque.

Lorsque Anjolie était enfant, les choses étaient bien différentes : sa mère passait ses dimanches chez elle, sentant le putois et regardant le monde de sa fenêtre. Les voisins du dessous allaient à la plage et en revenaient avec des cacahuètes dans un cornet de papier journal. Les voisins du dessus allaient au temple et en revenaient avec des noix de coco brisées. Anjolie tannait sa mère : "Emmène-moi à la plage, m'man, emmène-moi au temple ! Tout le monde va quelque part le dimanche." Mais sa mère ne bougeait pas.

"Emmène-moi quelque part, dit-elle à Neel, toujours appuyée sur son épaule. Emmène-moi quelque part sans me dire où."

Il sortit du lit et passa un tee-shirt au-dessus de son short. Elle tira ses cheveux en arrière et défroissa sa jupe. Ils montèrent en voiture et démarrèrent. Ils traversèrent le pont d'Adyar. Ils passèrent devant la Société théosophique, dépassèrent la bifurcation sur la gauche qui mène à Elliot's Beach, puis Maharaja, et la maison de son enfance de Thiruvanmiyur. Ils étaient maintenant sur la route côtière ; elle baissa la vitre et laissa le vent jouer avec ses cheveux. Entre les maisons qui défilaient comme des avions de papier apparaissait une échappée sur la mer. Cette tranche de bleu laissée à la liberté de son imagination, elle l'amplifia, la gonflant à pleins poumons comme un ballon de caoutchouc, jusqu'à ce que tout soit bleu, bleu, bleu.

Ils passèrent devant le cinéma en plein air où personne ne prenait l'air, dépassèrent le village d'artistes qui n'était pas un village, la ferme aux crocodiles où des crocodiles posaient la mâchoire grande ouverte devant des visiteurs curieux ; ils passèrent Fisherman's Cove, Silver Sands et Golden Sun, puis, à la fourche, Neel prit à gauche.

"Et voilà ! Tu as à la fois un temple et une plage", dit Neel en se garant à l'extérieur du temple de Mahabalipuram.

Elle lui pressa la main. Ils firent le tour du temple édifié il y avait plus de mille ans et rescapé des eaux. Ils se dirigèrent vers la mer, achetèrent des cacahuètes qu'ils mangèrent assis sur le sable. Il lui acheta un bracelet de coquillages et une jupe de batik qui sentait Goa. Ils allèrent au Moonraker où ils burent des bières et discutèrent. Il faisait chaud, convinrent-ils, très chaud. Le temps avait subitement changé. C'était comme si avril s'annonçait la troisième semaine de mars sur la terrasse du Moonraker.

La nourriture arriva : une énorme assiette de fruits de mer plus *hot* encore que le temps. Ils plongèrent leurs doigts dans le poisson masala et versèrent les crevettes en sauce sur le riz. Et puis son téléphone bipa. Elle avait reçu un message.

J'ai vu une mante religieuse aujourd'hui. Elle te ressemblait.

Tout à coup, le poisson lui parut délicieux. Elle y rajouta du citron et mordit dedans. Il était croustillant et juteux et entre le masala et le citron s'infiltrait la saveur de la mer.

Je suis passée en voiture devant sept mille crocodiles sans les voir et ils te ressemblaient tous.

*

Quand, comme il l'avait promis, Sid est revenu ce samedi matin, j'ai pensé que le monde avait accompagné l'univers dans son expansion mais que le quartier de Mylapore avait été réduit à la taille d'une poignée de porte. Il tenait deux tickets à la main ; leur destination m'importait peu. Ce qui importait était la chose qui se trouvait dans sa spacieuse main et la façon dont il la brandissait, absolument certain d'avoir fait le bon choix, ce que confirmait son regard.

"J'ai suivi les ordres du docteur", dit-il, en me glissant les billets dans la main.

J'ai fermé la porte et suis tombée dans ses bras, puis nous avons ri, nous sommes embrassés, avons rattrapé la décennie d'interruption durant laquelle la terre avait continué ses cercles habituels autour du soleil.

Ce fut le premier de nos mémorables week-ends, et trois jours plus tard, je rentrais avec dans les cheveux des rémanences de senteurs marines. Tout prenait un nouveau sens et tout perdait son sens à la fois ; mon cœur s'était levé comme le soleil sur une mer chagrine, et je ressentais la fin d'un battement comme le début du suivant.

Je me suis jetée dans le travail avec une énergie renouvelée et me suis mise à recevoir des patients sans interruption, à me plonger dans leurs vies, qui d'une certaine façon étaient plus accessibles que la mienne. Lorsque je me retrouvais à la maison, je lisais pour couvrir le silence. Lewis Carroll, George Orwell, T. S. Eliot, Rabindranath Tagore, Aldous Huxley, Thomas Hardy, Virginia Woolf. J'ai relu l'œuvre de Tennessee Williams, et soudain une zone de mon cerveau, inactive pendant toutes ces années, en redemanda. Toutes les lectures du monde n'auraient pas suffi à assouvir sa faim. Alors, un jour, je me suis mise à mon bureau, à côté de la fenêtre, j'ai ouvert un fichier Word et me suis mise à écrire.

C'est ainsi que j'ai commencé ce livre. À l'origine, il semblait avoir pour fonction de m'épargner un retour sur moi-même. Mais, peu à peu, les femmes de ma consultation commencèrent à apparaître dans ma tête. La voluptueuse Zubeida qui mourait d'envie d'avoir une fille, l'anémique Megha qui devait absolument avoir un garçon, Anjolie et Tulsi qui aimaient le même homme. Et enfin, chance ou malchance ? quelque chose en moi décida de réunir Leela et Pooja, telles des sœurs face à un destin imminent. Je ne savais pas ce qu'il en était alors, tout ce que je savais, c'était que je devais raconter leurs histoires. Au fur et à mesure que j'écrivais, la vie acquérait une signification plus profonde, et en regardant leurs histoires se dérouler sous mes yeux, j'ai découvert le sens caché des choses, et ainsi suis-je parvenue à pacifier mon insatiable cœur.

5

Assise à son bureau, Leela portait un sweater orange vif au-dessus de sa robe de grossesse extensible accueillant le fœtus maintenant amplement développé en vue de la vie en dehors de son utérus. Il faisait froid. Il faisait toujours froid dans son bureau et, en regardant par la fenêtre le soleil irradiant, elle avait du mal à croire qu'à l'extérieur c'était bien son monde, sa ville tropicale située sur l'équateur thermique.

Le bureau était à moitié vide. La plupart de ses collègues étaient au stade de Chepauk ou à la cafétéria en train de regarder le match de cricket entre l'Inde et l'Australie. Après avoir perdu lamentablement le premier test-match à Mumbai, l'Inde avait écrasé l'Australie à Kolkata grâce à V. V. S. Laxman, qui avait réalisé un incroyable score de 281 lors du deuxième tour de batte, et maintenant, galvanisée par sa performance à Eden Gardens, l'équipe indienne disputait son troisième et crucial match à Chennaï.

Elle retourna à son travail en cours, une application pour JP Morgan. Il s'agissait d'un calculateur de risque destiné à évaluer le taux en la matière d'un emprunteur. Si elle devait calculer le sien, il serait nul. Elle n'avait jamais de toute sa vie entrepris quoi que ce soit de dangereux, jouant au contraire la prudence.

Le téléphone sonna. C'était Srinivasan – son mari, pas son père. Il appelait pour prendre de ses nouvelles, comme il le faisait chaque jour ces trois derniers mois. Ils discutèrent prénom et en retinrent quelques-uns, mais sa mère tenait à donner à l'enfant le nom de *sa* mère, Amruthavalli. Leela ne pouvait concevoir de nommer ainsi un bébé venant au monde au XXIe siècle. Certes, son fils s'appelait Sadasivam, comme quelque arrière-grand-père ou autre, toutefois elle y avait consenti parce qu'il était né au XXe siècle, quoiqu'à sa toute fin. Mais appeler sa fille Amruthavalli était criminel. Elle raccrocha et regarda le code Java qui apparaissait sur son écran. Ce langage de programmation avait dans un premier temps été appelé Oak, en référence au chêne planté devant le bureau de ses concepteurs, puis Green, avant d'être définitivement connu sous le nom de Java, qui résultait d'une liste de mots randomisés. Pourquoi ne pas faire de même pour le nom de son bébé ? Pourquoi faudrait-il qu'il porte le nom d'une déesse ? Elle appellerait sa fille Java, décida-t-elle joyeuse, comme son langage favori, et elles communiqueraient au moyen d'une syntaxe à elles, avec des règles à elles qui définiraient ce qui est correct et ce qui ne l'est pas.

*

Le lendemain du jour où elle était allée voir *Dil Chahta Hai* avec Anu, le jour où Sunil avait dit qu'il lui rendrait visite, Pooja se réveilla tôt et en forme, bien qu'elle n'ait pratiquement pas dormi de la nuit, et se dirigea vers la salle de bains pour se raser les jambes. Ce fut la première chose qu'elle fit, avant même d'extraire du corpulent tube de dentifrice un peu de pâte pour sa maigre brosse. Elle se savonna et passa doucement le rasoir sur ses jambes ; lorsqu'elle eut terminé, elle ressentit une envie urgente de se taillader.

Elle traça une ligne bien nette tout le long de son tibia. Le sang jaillit en petites gouttes qui dégoulinèrent sur sa cheville. C'est à ce moment précis qu'on sonna à la porte ; elle entra dans le salon et sa mère dit : "Chérie ! Tu t'es encore coupée en te rasant. Pourquoi ne pas utiliser de la cire la prochaine fois ?" Mais ce n'était que le laitier qui était venu se faire payer.

Elle retourna dans la salle de bains. Quelle inutile perte de sang, songea-t-elle. Elle s'essuya le corps et mit son jean porte-bonheur. Ce ne serait pas bien de montrer sa jambe mutilée à Sunil. Elle se raidit les cheveux au séchoir et s'assit sur le lit en attendant que sa mère l'appelle pour le petit-déjeuner. Une pile de galettes aux pommes de terre chaudes était posée au centre de la table de la salle à manger. Elle en prit une et dit à sa mère qu'elle mangerait dans sa chambre en travaillant. Une fois la porte fermée, elle réduisit la galette en bouillie et la fit disparaître dans les toilettes.

Un livre de géographie sur les genoux, elle attendit Sunil ; il lui sembla que des jours s'étaient écoulés lorsque sa mère l'appela pour le déjeuner. Cette fois, il serait plus difficile de s'échapper. Elle s'assit et parvint à avaler quelques cuillérées de riz. Puis elle retourna dans sa chambre et attendit jusqu'au soir, imaginant les grains de riz devenus cailloux. Quand sa mère l'appela pour le dîner, elle perdit la tête.

C'était comme si elle ne connaissait plus le chemin pour rentrer chez elle. Assise à table, elle fixait son assiette. Les petits pois étaient gris clair, la sauce rouge foncé, et au-dessus de sa tête, le plafond flottait tel un nuage géant. Lorsqu'elle levait les yeux vers ses parents, leurs regards la traversaient. On aurait dit qu'elle était de verre et qu'ils avaient en point de mire l'imitation de Matisse accrochée à un clou de cinq centimètres derrière elle. Elle le voyait ce tableau, bien qu'il fût dans son dos, de même que l'arrière du crâne de ses parents – les longs cheveux soyeux de sa mère en chignon, les cheveux bouclés poivre et sel de son père coupés court, la lampe qui se balançait entre eux. Et puis il y eut un blanc, trois petits points laissés aux bons soins de l'imagination, tandis qu'elle s'enfonçait toujours plus dans son siège et que les murs s'évaporaient à l'horizon.

Elle reprit connaissance sur le divan d'un psychiatre en train de lui donner des pilules blanches à avaler et de lui expliquer comment respirer. Son père lui tenait la main lorsqu'ils quittèrent son cabinet et une fois arrivés à la maison sa mère lui glissa deux des petites pilules dans la bouche. Elle dormit comme un bébé cette nuit-là, récupérant de toutes les nuits d'insomnie à regarder de son lit la lune par la fenêtre. Lorsqu'elle se réveilla, le lendemain matin, le soleil ressemblait à une balle de tennis sale. Il était à des millions de kilomètres et elle se rendit compte qu'elle ne jouerait plus jamais avec dans sa main.

Une fois qu'elle l'eut réalisé, elle se releva petit à petit au cours des semaines suivantes, parvenant même par moments à étudier avec une grande concentration, et passa ses examens de fin d'année. Comme elle était enceinte de trois mois, elle devait dissimuler son ventre dans des pantalons amples. Il n'était pas dans son intention d'attendre aussi longtemps ; en fait, lors de son rendez-vous chez la gynécologue, en janvier, elle voulait "le faire" immédiatement, mais le docteur lui avait demandé d'effectuer des analyses d'abord ; seulement, avant d'avoir eu le temps de revenir la voir avec les résultats, elle avait eu une dépression nerveuse.

Et maintenant, le soleil s'effondrait comme une grotte autour d'elle et l'ombre d'un noir profond qui entourait son ventre paraissait l'emporter. Pooja respira profondément, comme le psychiatre le lui avait montré. Son ventre se gonfla lorsqu'elle inspira en comptant jusqu'à douze, puis elle imagina que toute la panique quittait son corps en expirant par la bouche. Elle répéta l'exercice vingt et une fois comme on le lui avait indiqué et, pendant la dernière expiration, imagina que c'étaient ses bougies d'anniversaire – toutes les dix-sept – qu'elle soufflait.

Elle ouvrit le livre sur la grossesse qu'elle avait emprunté à la bibliothèque. "Votre bébé a la taille d'un citron maintenant. Il peut plisser les yeux, froncer les sourcils, grimacer et faire pipi. Si vous faites une échographie aujourd'hui, vous aurez même peut-être la chance de le surprendre en train de sucer son pouce."

Elle passa au chapitre sur l'avortement. Elle découvrit qu'elle devrait subir une dilatation et évacuation maintenant qu'elle était entrée dans le deuxième trimestre. Au lieu de la curette utilisée pour les dilatations et curetages, un forceps est introduit dans l'utérus pour attraper le fœtus. La pince dentelée tord et déchire les os jusqu'à ce que le fœtus soit totalement démembré et expulsé.

Comme un pétard, pensa Pooja en refermant le livre qu'elle cacha sous son oreiller. Il exploserait et sortirait en faisant bang.

6

Dimanche soir près de la fenêtre. La véranda est couverte de plantes en pot : hibiscus, ivora, jacobina, catharanthus, cryptanthus et croton ; au centre se trouve un grand fauteuil de planteur canné ayant appartenu à mon grand-père. J'en ai fait changer le rotin et poncer et vernir le cadre en bois de rose. Lorsque j'étais petite, je grimpais sur le dos du siège et glissais tout le long. Maintenant, je le remplis.

Le ventilateur bourdonne au-dessus de ma tête. Des tiges d'arum grimpant s'entremêlent sur les grilles de la fenêtre ; leurs feuilles en forme de cœur flottent en rythme au vent. Entre le fer forgé de la grille et le jaune-vert du feuillage, la rue, étalée sous le soleil du crépuscule, évoque une table d'opération.

Hier, j'ai procédé à une hystérectomie sur une jeune fille de vingt-cinq ans. Elle avait un cancer de l'ovaire. Ses cheveux étaient tombés à la suite de la chimio, on aurait dit qu'elle venait de se faire épiler de la tête aux pieds, mais elle avait le sourire avant l'anesthésie. Je vais vivre, avait-elle dû se lancer à elle-même avant que l'aiguille ne pique sa veine. Mes cheveux repousseront. Je n'aurai pas d'enfants mais je vivrai.

J'ai pratiqué une incision verticale dans la partie inférieure de l'abdomen, traversant la peau et le tissu conjonctif pour lui retirer son utérus, ses ovaires et ses trompes de Fallope. En regardant ce corps juvénile immobile sur lequel opéraient mes mains gantées, j'eus la sensation que je lui enlevais sa féminité, que je lui volais ses entrailles avant même qu'elle ait fait l'amour pour la première fois. Mais je me rends compte maintenant que j'avais tort ; tout lui retirer ne l'empêcherait pas d'être femme, une femme vivante et pensante, car ce que nous sommes se trouve à l'intérieur de notre tête et non de notre corps.

La lumière commence à baisser. Maman m'appelle de Californie pour me dire qu'elle a trouvé un cardiologue à San Diego. "Pourquoi, demandé-je, as-tu un problème cardiaque ? – Non, idiote, répond-elle, pour toi." Elle ne s'avouera jamais vaincue, ma chère mère. "Tu as besoin d'un homme, poursuit-elle. Tu as besoin de quelqu'un avec qui parler le soir." Puis elle chuchote dans l'appareil : "Et tu as besoin de rapports sexuels. À ton âge, ton père et moi… – Je vois ce que tu veux dire, maman", dis-je, pour couper court. J'ai un homme dans ma vie, ai-je envie de poursuivre, mais je n'arrive pas à m'y résoudre. Qu'ajouter ? Que j'aime quelqu'un qui m'aime aussi mais n'est pas du genre à se marier ? Tu l'as rencontré, maman, je m'imagine lui dire. Il s'appelle Sid. Il va et vient dans ma vie comme ça lui chante mais, sexuellement, c'est le pied. Parfois, je pense que c'est parce que nous ne sommes pas mariés, ne vivons pas ensemble et ne rapportons pas à la maison tous les ennuis que la vie nous balance à la figure. Au lieu de cela, nous veillons à sentir bon, nous rions et nous donnons le meilleur visage de nous-mêmes. Mais je me tais.

Maman me dit au revoir et passe le téléphone à Maya. Je lui raconte au sujet de Sid. Elle écoute mais désapprouve et me conseille de le quitter s'il n'est pas prêt à s'engager. "Mais il s'est engagé, lui dis-je, vis-à-vis de lui-même, tout comme moi, n'est-ce pas suffisant?" Je la vois à l'autre bout de la ligne en train de secouer la tête, mais elle ne dit pas un mot. Soudain, l'écart d'âge me semble aussi important que la largeur de l'océan qui nous sépare. Et pourtant, nous sommes issues du même ventre ; yeux, oreilles, et cœur, se sont développés dans la même maison avant que nous ne poussions notre premier soupir.

Maya m'avait une fois dit que le jour où maman me mit au monde était son premier jour d'école. Papa était venu la chercher en retard, occupé qu'il était à me regarder. Et lorsqu'elle était venue à l'hôpital, des larmes coulant le long de ses joues, elle n'avait eu qu'une envie en voyant ce visage de bébé : l'écraser. Comme c'était impossible, elle s'employa à me rendre la vie difficile. Quand j'avais trois ans, elle en avait presque sept et se faisait un plaisir de me faire croire qu'elle allait au cinéma avec papa et maman, mais moi pas. "*Nee cinemaku kadayadhu*, affirmait-elle avec autorité. – *Undu sollu*, Maya, répondais-je avec une égale servilité. Dis-moi que je viens aussi. Oh s'il te plaît, s'il te plaît, Maya! – Alors, va me chercher un verre d'eau, disait-elle en s'étirant sur le sofa. Dans un verre en verre, articulait-elle soigneusement tandis que je me précipitais dans la cuisine. Et ajoute de la glace!"

J'étais incapable de réaliser que mon père et ma mère ne m'auraient jamais laissée seule à la maison pour aller au cinéma avec Maya. Je la croyais. Je croyais tout ce que disait Maya. Quand elle me racontait que les chats avaient neuf vies et nous, deux, quand elle disait que les petites sœurs qui désobéissaient à leur grande sœur étaient envoyées en pension, je la croyais. Avec les années, elle s'est adoucie. Elle dessinait mes planches de sciences naturelles et m'enseignait la géométrie. Elle se glissait dans mon lit le soir pour me raconter des secrets jusqu'à ce que je m'endorme. Bientôt, je la rattrapai en taille et nous partageâmes vêtements, chaînes, bracelets, et rêves. Maya ne me manque pas, plus maintenant, mais un jour de réalisation remarquable, une intervention chirurgicale particulièrement délicate par exemple, je m'imagine la racontant à Maya, en entrant dans les détails, sachant fort bien qu'elle suivra parfaitement, quoiqu'elle n'ait pas fait d'études de médecine.

Je raccroche le téléphone et ouvre un livre. Une carte postale me ramène dans mon monde. Sid me l'a envoyée du Tibet. *En pensant à toi*, dit-elle, en gros et flamboyants caractères, au dos d'une image du temple de Jokhang. Elle est glissée dans le *Dialogue sur les deux principes du système du monde*. "Ce qui est très difficile à l'homme de comprendre, il est très aisé à la nature de le réaliser", écrit Galilée dans la page que j'ai sous les yeux. Parfois, il m'arrive de penser que ce sont eux, les Galilée, les Darwin, les dieux de ce monde, mais les gens en prient d'autres. Tandis que l'univers vieillit d'un jour et que les galaxies s'éloignent lentement les unes des autres, nous évoluons en tant qu'espèce. Ma nièce m'a écrit hier : *Tante Malu,* tape-t-elle d'à mi-chemin du bout du monde, *quand viens-tu nous voir?* Quand ma grand-mère est morte, à l'âge de quatre-vingt-huit ans, elle ne savait ni lire ni écrire. Et pourtant, en dépit de cette évolution, nous sommes loin d'être capables d'apporter des réponses à tous les mystères de la vie. Prenons par exemple le corps humain. Il y a quelque cent mille milliards de cellules dans notre corps, chacune ayant sa fonction propre. Comment elles exécutent leurs millions de tâches sans entrer en collision les unes avec les autres est un mystère en soi, et comment elles sont apparues en se divisant et en se répliquant par rapport à l'original en est un plus grand encore.

Il fait nuit dehors. Le téléphone sonne. C'est la clinique qui m'annonce que deux femmes sont entrées en phase de début de travail simultanément, leur fœtus est sous surveillance continue, elles sont maintenant complètement dilatées et prêtes à accoucher. Je pose mon livre en pensant aux mots de Galilée : “Ce qui est très difficile à l'homme de comprendre, il est très aisé à la nature de le réaliser.” Je me mets en sari, éteins les lumières et m'en vais dans l'obscurité.

*

Elle eut la sensation soudaine que son ventre était flagada, que ses mains étaient flagada et qu'elle n'avait plus de coudes. Ses jambes avaient disparu sous sa combinaison traînante. Son visage semblait sculpté dans du bois sur lequel on aurait peint des yeux noirs. Megha eut l'impression d'être une de ces marionnettes colorées qu'elle avait vues à Udaipur quand elle était petite. Elle avait l'impression d'avoir dansé au son des _ghungru_* pendant mille ans et il fallait que cela cesse. Ses cuisses lui faisaient mal, ses mollets lui faisaient mal, ses pieds lui faisaient mal. Elle voulait lever ses invisibles pieds, se replier

* Bracelets de cheville à clochettes, notamment portés par les danseuses, dont ils scandent les mouvements.

dans une boîte de bois et dormir en compagnie des autres poupées.

Elle tira l'extrémité de son sari au-dessus de son énorme ventre et l'inséra autour de sa taille. Sous son sari, le col de son utérus se ramollissait, arrivait lentement à maturation, sans qu'elle s'en rende compte. Elle se saisit de la corbeille à légumes et se mit à écosser les haricots. Sa petite fille de cinq ans entra en courant dans la cuisine, les larmes aux yeux et une égratignure au genou.

"Je t'ai dit de ne pas courir autant, lui dit Megha en la prenant dans ses bras.

— C'est Rahul qui voulait que je le poursuive, il m'a dit que si j'arrivais à l'attraper, je pourrais faire ce que je voulais, dit la petite fille en parlant de son cousin qui avait trois ans de plus qu'elle.

— Tu ne peux pas faire ce que tu veux et ce n'est pas à Rahul de te donner la permission.

— Il a dit je porte un pantalon donc je peux te dire quoi faire.

— Toi aussi tu peux porter un pantalon si tu veux, ma Barkha.

— Maman, tu m'achèteras un pantalon ?

— Dès que papa sera rentré, on lui demandera, d'accord ?

— Maman, j'ai une meilleure idée.

— Dis, ma chérie.

— Pourquoi *tu* ne mets pas un pantalon, comme ça, pas la peine de demander à papa !"

Megha nettoya le genou de sa fille avec un morceau de coton et s'imagina en pantalon. Elle aurait l'air d'un âne, d'un âne brun gris avec une patte de derrière prête à ruer. Elle n'avait jamais mis de pantalon mais elle avait vu des filles en porter : au supermarché, chez le confiseur, au cinéma et dans les films.

Elle embrassa le genou de sa fille. La petite cessa de pleurer et partit dans le jardin à la poursuite de son cousin pour l'informer qu'elle allait porter elle aussi un pantalon. Megha avait envie de lui dire qu'elle n'était pas obligée de l'attraper, ni de porter un pantalon, qu'elle n'était pas obligée de *faire* quelque chose pour être bien.

La lumière commençait à baisser doucement et elle regarda par la fenêtre. À l'extérieur, il faisait encore suffisamment jour pour qu'on y voie. Elle aperçut un écureuil perché sur un cocotier. Elle repéra un papillon bleu nuit aux ailes orange. Le soleil disparaissait lentement sous la ligne d'horizon, s'éloignant du monde centimètre par centimètre et laissant chacune de ses créatures dans l'obscurité. En fait, c'était le monde qui s'éloignait, son monde qui s'éloignait du soleil, et bientôt elle serait plongée dans l'obscurité.

Elle alluma la lampe. Soudain elle eut l'impression de porter une ceinture autour du bas du dos et de l'abdomen, une ceinture serrée au-dessus d'un pantalon qui comprimait son énorme ventre. Elle ne sentait pas ses dents, les couleurs de la cuisine devinrent plus vives. Ses muscles utérins se contractaient et son col d'utérus se dilatait, à la manière d'un mille-pattes au bord de l'univers, remuant lentement ses pattes l'une après l'autre de chaque côté de son corps avant de bondir en arrière et de s'enrouler sur lui-même.

La maison était pleine de gens. Son mari était rentré du travail, son beau-frère était assis sur le sofa, sa belle-mère était descendue de sa chambre et sa belle-sœur lui disait que ce serait un garçon cette fois parce que son ventre pendait jusqu'au sol. Megha s'accrocha à ce ventre pendant, se glissa dans la voiture, puis tous partirent pour l'hôpital.

*

À un kilomètre à vol d'oiseau de Purasawalkam, en passant au-dessus de l'hôtel Dasaparakash à moitié délabré, au-dessus du Museum Theatre où une pièce de Shakespeare en était au troisième acte, du Cosmopolitan Club où des jeunes hommes jouaient au billard en buvant des bières, au-dessus des bruyants minarets de la mosquée Wallajah, dans un petit appartement aux fenêtres vertes et à la peinture craquelée, la poche des eaux de Zubeida se rompit.

"Ne vous lavez pas ou n'ayez pas de rapport sexuel après la rupture de la poche des eaux", lui avait dit le docteur. Son mari venait de rentrer et ils étaient sur le point d'avoir un rapport sexuel. Au lieu de quoi, ils étaient sur le point d'avoir un bébé. Il courut dans la rue appeler un rickshaw et elle courut dans la chambre prendre son exemplaire écorné de *Ne tirez pas sur l'oiseau moqueur*, quelques vêtements et une brosse à dents.

Les contractions avaient lieu à dix minutes d'intervalle, un peu comme si la grande aiguille de la tour de l'horloge de Royapettah sautait les nombres pairs. Elles devinrent plus fortes et plus rythmées, tirant et comprimant en alternance et se diffusant peu à peu à l'intérieur de son utérus, dans son dos et dans son ventre.

Le rickshaw arriva et ils quittèrent l'appartement.

Précédée d'un rat et suivie de ses fils, elle descendit l'étroit escalier. Dans sa burqa métamorphosée en un drôle de manteau de gitane, elle avait l'impression d'être le joueur de flûte de Hamelin : ses fils marchaient à sa suite, il y avait de la musique dans l'air et elle avait la déprimante sensation au creux de l'estomac qu'ils allaient tous sombrer avec elle.

Et si ce n'était pas une fille ?

C'était son rêve depuis qu'enfant elle jouait à la maman avec sa poupée : avoir une fille et lui raconter les choses que personne ne lui avait racontées. Qu'est-ce qui advient à la graine avalée ? Est-ce que les oiseaux dorment la nuit ? Une araignée se prend-elle dans sa propre toile ?

L'équipée chaotique à la clinique s'acheva dans un bruit sourd. Son mari sortit son portefeuille en lambeaux pour payer le chauffeur, qui attrapa le billet de cinquante roupies et le glissa dans la poche de sa chemisette kaki. Elle regarda à travers les grilles en fer forgé de la clinique en se demandant ce qui l'attendait à l'intérieur. Elle avait envie de se mettre au lit et de dormir – dormir entre les contractions, et entre les pensées – dormir et dormir encore, puis se réveiller dans un rêve merveilleux.

*

J'étais persuadée que Megha pourrait sentir la forme de son bébé, qu'elle pourrait connaître la sensation d'être assise sur sa tête lorsqu'il descendrait. Je lui dis de souffler calmement, de tendre les bras et de toucher la tête du bébé, puis de l'expulser comme s'il s'agissait d'une bulle.

Son corps maigre et anémique ne supporterait pas une autre grossesse. C'était la dernière. Dehors, son mari attendait en compagnie de ses parents, pressés de voir le petit-fils qui porterait le nom de famille Jhunjhunwala pour des générations. Dans un coin de la salle d'attente, ses filles jouaient à pierre-feuille-ciseaux pour passer le temps.

Megha suivit du regard l'enfant au fur et à mesure de sa sortie. Je me demande ce qu'elle ressentit au moment où elle vit ses yeux, ne sachant s'il s'agissait d'une fille ou d'un garçon. Dans les deux cas, pensai-je, cela changerait sa vie pour toujours. Puis le petit corps glissa de l'intérieur de son vagin dans mes mains.

Elle était enfin dans la lumière.

Je savais depuis quatre mois que ce serait une fille. Je l'avais vu à l'échographie, mais je ne pouvais pas le dire à Megha car en Inde la détermination sexuelle du fœtus est interdite par la loi. Je devais la laisser dans l'attente et l'espoir, puis constater par elle-même.

J'ai coupé le cordon ombilical et l'ai regardée tenir le bébé, sans la moindre expression sur son visage. J'ai embrassé sa pâle joue et, pour lui redonner des couleurs, lui ai dit qu'une fille était douce comme une rose, qu'elle serait là pour sa mère jusqu'à ce qu'elle s'en aille, qu'elle pourrait lui choisir des petites tenues adorables. Enfin, je lui ai dit qu'une fille était capable de faire tout ce qu'un garçon faisait, et je me suis précipitée dans la pièce d'à côté, où le bébé de Zubeida attendait de sortir voir la lumière.

*

Il était déjà en train de descendre par les voies génitales et Zubeida poussait à chaque contraction. La tête d'abord – deux pas en avant, un pas en arrière – puis, quelques poussées plus tard, le corps entier. Je l'ai tenu dans mes bras au-dessus du ventre nu de sa mère pour qu'elle puisse le toucher. Des coulées de larmes descendaient sur ses joues, des larmes de joie mélangées à des larmes de peur.

Le cordon ombilical, toujours attaché au placenta, pulsait. Il était encore temps, pensai-je. Je n'avais encore rien dit aux Jhunjhunwala. Je pouvais couper le cordon puis échanger les bébés sans que personne ne s'en rende compte. À l'exception des mères, bien sûr, mais je crois qu'aucune d'elles n'aurait protesté. Une fois les bébés lavés, il n'y aurait plus qu'à intervertir les étiquettes. Après, je pourrais offrir la paix à Megha et un rêve d'enfant à Zubeida ; je pourrais leur donner le bébé qui leur appartenait, mais je ne le fis pas.

Qui étais-je pour modifier le scénario ?

J'ai laissé Zubeida seule avec son petit garçon. Elle n'a pas tardé à être entourée par d'autres garçons : son mari, ses fils, ses beaux-frères. Même son père était là. Il lui apporta un *biryani* dans une boîte de carton dont elle ne laissa pas un grain de riz. Elle semblait essayer de combler le vide qui venait de se former dans son ventre. Mais il s'était formé bien avant qu'elle se marie et devienne mère ; il datait du jour où son enfance avait pris fin et où elle avait plongé à des milliers de pieds dans les profondeurs de la féminité.

Maintenant qu'elle avait touché le fond, elle ne pouvait plus que remonter.

7

Il avait plu le matin tôt, juste assez pour soulager la terre de la chaleur apparue dans la nuit. On sentirait un léger rafraîchissement, puis il ferait chaud et humide à nouveau. La chaleur ne cesserait de monter et, à la mi-mai, quand on la sentirait dans ses os, on saurait qu'elle avait atteint son maximum ; ensuite il pleuvrait, et puis ça recommencerait.

Pour le moment, il pleuvait.

Tulsi avait envie de rester chez elle. Il y avait quelque chose de délicieux à rester à la maison un lundi matin pluvieux. Elle regarda par la fenêtre et vit le laitier dans la rue. Il avait fini de déposer un sachet de lait devant chaque porte, il avait fini son travail de la journée alors que le reste de la ville venait juste de se réveiller pour prendre son café et se préparer pour aller au travail.

Elle avait entendu le cliquetis de la clé de la domestique dans la serrure. Maintenant elle moulait le café dans la cuisine (ou était-ce le bruit de la pluie ?). Dhruv dormait à ses côtés comme un petit garçon. Elle se colla contre lui et posa sa tête sur son épaule. Il se réveilla, renfrogné. Puis il regarda par la fenêtre et sourit.

“Il pleut, dit-il.

— Je ne vais pas travailler. Restons à la maison et regardons la pluie.

— Il faut que je sorte une heure ou deux", dit-il en attrapant son téléphone sur la table de chevet. Il enfila un jean et quitta la pièce. Tulsi resta au lit à écouter la pluie. Elle fut prise d'un besoin urgent de faire quelque chose : écrire un livre, peindre un tableau, changer le monde. Elle se leva comme Van Gogh avait dû le faire pour peindre ses tournesols et se dirigea vers la salle de bains. Elle s'assit sur la lunette et regarda la cuvette entre ses cuisses. Une petite araignée flottait. Elle urina et l'araignée disparut sous l'eau. Oh mon Dieu ! je vais la tuer, pensa-t-elle. Mais l'araignée surnagea et parvint à escalader la paroi. Il faut la noyer, décida-t-elle, sinon elle va sortir et tapisser le plafond de toiles, qu'il faudra bien enlever un jour, et elle avec.

Elle se leva et enfila sa culotte. Elle ne tua pas l'araignée. Impossible. Elle la tuerait quand elle grossirait et ferait sa toile. Une fois qu'elle aurait tissé sa soyeuse toile sur le mur. Une fois son œuvre d'art créée. Alors, elle serait prête à mourir.

Et *moi*, qu'est-ce que j'ai produit ? s'interrogea-t-elle. Je n'ai pas créé d'art. Je n'ai pas créé la vie. Et alors ? Tout le monde fait des bébés – où est l'art là-dedans ? Toutes les secondes, cinq bébés naissent sur la terre, pour combien de grandes œuvres d'art ?

Elle tisserait sa toile avant de mourir, elle aussi, décida-t-elle.

Oui, c'est ça qu'elle ferait. Son cœur s'accélérait, il pulsait comme un rythme à la batterie d'un morceau qu'elle pouvait enfin entendre. Elle glissa sa chemisette de nuit dans un jean et compta les billets de cent roupies de son portefeuille.

“Je sors”, dit-elle, en déboulant dans le salon, mais Dhruv était déjà parti. Le journal était abandonné à côté d’une tasse vide, et l’appartement sentait la pluie.

Elle prit TTK Road et tourna à droite dans Cathedral Road. Elle passa devant le collège Stella Maris, fit demi-tour et se gara. C’était bien là qu’elle se trouvait, la petite papeterie, juste à côté du vendeur de snacks. Tulsi ouvrit son grand parapluie noir, la pluie battait au-dessus de sa tête (ou était-ce son cœur ?). Elle traversa la rue et entra dans la papeterie. Soudain, ce fut comme si toutes les autres boutiques avaient fermé, comme si le temps s’était arrêté et les gens figés sous le soleil d’avril ; les voitures étaient silencieuses, et rickshaws et scooters faisaient penser à des jouets inanimés. Elle prit des pots de peinture et des toiles. Elle choisit encore d’autres pots de couleurs. Elle paya et sortit de la boutique avec son parapluie et un énorme sac. Ce n’est qu’à ce moment que les gens se remirent à bouger et les feuilles à bruire. Les voitures fonçaient, les scooters se faufilaient, les bus nageaient dans l’humidité et les gens semblaient marcher plus vite pour rattraper le temps perdu.

Lorsqu’elle arriva chez elle, Tulsi se rendit directement dans la chambre d’amis. Elle sépara les lits jumeaux, poussant chacun vers un mur, et disposa le chevalet au milieu de la pièce. Elle posa les pots de peinture sur la table de chevet. La toile, vierge, semblait attendre la touche.

Je la touche, je la touche, cette toile ?

Van Gogh a décrit le dessin comme l’action de se frayer un passage à travers un mur de fer invisible, qui semble se trouver entre ce que l’on sent et ce que l’on peut. Comment doit-on traverser ce mur, car il ne sert à rien d'y frapper fort. On doit miner ce mur, écrit-il, et le traverser à la lime, lentement et avec patience.

Tandis que la fin de matinée débouchait sur l'après-midi et que l'herbe devenait plus claire et les feuilles plus larges, Tulsi se fraya un passage à travers le mur invisible. Elle travailla jusqu'à ne plus pouvoir respirer ni voir, au point de s'effondrer, le pot de peinture à la main. Le verre se brisa sur les carreaux de mosaïque et la peinture se répandit sur le sol, traçant silencieusement sa propre histoire.

Puis tout a commencé à perdre de l'intensité. L'herbe. Les feuilles. Le ciel avec le soleil. Et elle a entendu la pendule sur la table, chaque battement de seconde cognait à l'intérieur de sa tête. Elle la saisit, la mit dans le tiroir qu'elle referma aussitôt. Elle ne l'entendait plus. Elle s'allongea sur le sol et regarda le plafond. Le ventilateur était immobile. Il faisait trente-six degrés et elle avait oublié de le mettre en marche. Sa main entra en contact avec la peinture qui s'était répandue, produisant une sensation visqueuse autour du poignet. Elle ferma les yeux et écouta les battements de son cœur. On aurait dit des pas, des tout petits pas effectués pour la première fois. Comme elle les attendait ces petits pas de bébé, ce moment où elle toucherait ces cuisses de bébé ! Elles grossiraient de jour en jour, d'année en année. Et puis, comme si elle tournait une page dans un rêve, elle vit le bébé dans sa tête. C'était le bébé qui lui était destiné ; il était venu au monde pour être nourri par elle ; c'était son bébé mais il n'était pas sorti de son ventre.

"Oh mon Dieu", dit-elle. Il était là. Il était là le bébé qu'elle espérait, pour lequel elle avait levé les jambes au plafond. Plus la peine de se mettre la tête à l'envers, c'était à l'esprit de se remettre à l'endroit.

*

Anjolie posa un talon sur la barre, étira sa jambe et se pencha. Menton sur le genou, elle baissa les yeux. En bas, cinq petites filles jouaient sur l'herbe. Deux d'entre elles se prenaient par les paumes, qu'elles tenaient levées, pendant que les trois autres couraient en cercle sous les bras réunis des deux premières. *"Oranges and lemon, sold for a penny, all the schoolgirls are so many. The grass is green and the rose is red, remember me till you're dead, dead, dead."* En prononçant le dernier *dead*, les bras du duo s'abaissèrent et attrapèrent un membre du trio. C'est exactement ça, pensa Anjolie, on court, on court, en attendant de se faire gentiment attraper.

Il avait plu le matin et l'herbe était mouillée. Si je sautais, se demanda-t-elle, j'atterrirais sur l'herbe ou alors je me ferais attraper ? Deux coups de sonnette rapprochés retentirent, elle courut ouvrir. C'était Dhruv, avec son sourire divin lui traversant le visage. Il entra, elle ferma la porte et tomba dans ses bras. Elle reposa sa tête contre son épaule. C'est là que j'ai envie d'être, pensa-t-elle, c'est mon coin. Puis il l'embrassa, ses lèvres dérivaient tels des nuages. Elle s'accrocha à son cou et l'embrassa à son tour. Elle sentit sa main glisser sous son haut et toucher un de ses seins. C'est si bon, comme jamais auparavant. Ma poitrine lui appartient maintenant, elle est à lui. Pendant qu'il jouait avec son sein, son corps hurlait de plaisir ; la moindre portion de peau était sensible.

Dhruv se rapprocha encore. Son visage était à un centimètre du sien maintenant et elle ne voyait que ses yeux. Elle se demandait à quoi il pensait. Mais Dhruv était dans une sorte d'état onirique, entre éveil et sommeil, lorsqu'une pensée se mue en une autre sans que l'on puisse exercer quelque contrôle sur le flot. Comme quand on dévale une pente avec une voiture dont les freins ont lâché : il faut s'accrocher au volant et espérer de tout son cœur qu'on ne va pas s'écraser.

Il l'attira vers lui et l'embrassa à nouveau. Il lui toucha les lèvres de ses doigts. Il désirait être trompette, le cuivre froid de l'embouchure, plonger dans la chaleur de sa bouche et souffler des notes.

Ensuite il l'appela Tulsi.

Elle sourit d'abord, intérieurement. Tant qu'il m'appelle du nom de sa femme, c'est qu'il m'aime, se chuchota-t-elle à elle-même. Puis le nom fut prononcé plus fort et elle se dégagea.

"Anjolie, dit-elle, qui veut dire « bel ange » en français.

— C'est en partie vrai, maintenant, ange ou démon, je ne sais pas.

— Tu le découvriras bien assez tôt", dit-elle en se rapprochant.

Contemplant ses yeux pétillants et ses fossettes, Anjolie espéra qu'il cesserait d'aimer sa femme, mais, au plus profond d'elle-même, elle savait que cela n'arriverait pas, pas plus qu'elle ne cesserait d'aimer Neel.

C'était *son* Dhruv en cet instant, lorsqu'ils étaient dans les bras l'un de l'autre. Mais, alors que l'après-midi se transformait en soir et qu'il se levait pour se diriger vers la porte, une ombre le suivait, et les ombres ne sont pas différentes des hommes – elles ont un nom et un visage, et celui-ci portait des cheveux courts et bruns.

*

Les pas de Dhruv devenaient de plus en plus sonores. Il passa devant la chambre d'amis et se figea. Les lits jumeaux étaient séparés. Sa femme était allongée sur le sol avec une inquiétante expression sur le visage, et un tableau inachevé sur le chevalet lui donnait envie de pleurer. Il y avait des pots de peinture empilés sur la table de chevet et du sang par terre et sur la main de Tulsi. Il faillit crier.

Quand Tulsi ouvrit les yeux, Dhruv, penché sur elle, avait l'air catastrophé. Tout lui revint. Elle avait disposé sa toile au milieu de la pièce et on aurait dit que celle-ci l'attendait. Au début, elle avait éprouvé de la crainte à la toucher – la toile aurait pu être déçue par ses touches de pinceau, qui sait ?

C'est alors qu'elle avait pris une cigarette, l'avait tenue à l'envers et l'avait délicatement roulée entre ses doigts. Une fois le tabac tombé, elle avait retiré le petit sachet en polyéthylène du jean de Dhruv et versé l'herbe dans sa paume, en éliminant les tiges et les graines. Elle avait entassé l'herbe dans la cigarette vide, l'avait tortillée au bout avant de l'allumer. Elle avait inspiré longuement, laissant la fumée chauffer ses poumons. Lorsqu'elle avait fini par recracher l'air, elle se trouvait sur un manège et les mêmes tableaux n'arrêtaient pas de défiler, les mêmes pensées n'arrêtaient pas de défiler – très vite et très lentement à la fois – et quand elle eut terminé le joint, elle paniqua. Elle saisit le téléphone pour dire à Dhruv qu'elle avait une crise d'angoisse, mais ça sonna, sonna, sonna. L'impression déprimante que quelque chose de terrible était sur le point de se produire s'empara d'elle.

"L'esprit est à soi-même sa propre demeure, il peut faire un Enfer de son Ciel, un Ciel de son Enfer." Tels sont les mots du Satan de Milton adressés à lui-même après sa chute du Paradis, pensa-t-elle, en se souvenant de quelque chose que Dhruv lui avait dit il y avait bien longtemps : "Ton trip, c'est ton choix. Tu peux le contrôler ou être sous son contrôle. Dans les deux cas, ça dépend de toi."

Elle se saisit du moment à l'instant où il allait s'envoler et le renversa. Elle sortit de sa crise de panique et ouvrit un pot de peinture. Lorsqu'elle se mit à peindre, les feuilles changèrent de couleur – rayonnantes d'abord, elles devinrent plus fades – et, à la nuit tombante, elle s'effondra, un pot de peinture à la main. C'était assez pour aujourd'hui. Elle avait transformé la toile vide en tableau, et le monde semblait un peu différent grâce à lui ; il avait ajouté au tableau du monde.

Elle ferma les yeux et sentit son cœur battre. Elle entendit les pas résonner de plus en plus fort sur le sol. Elle ouvrit les yeux et vit que les pas étaient ceux de Dhruv. Ce qu'elle ne vit pas, c'est que le flacon de peinture qui était tombé avec elle était de couleur rouge sang.

Dhruv le vit, lui, et il en tomba de réconfort. Il s'allongea à côté d'elle, sa joue contre la sienne, sa cuisse se frottant conte la sienne, sans intention.

Est-ce qu'il entend des pas, lui aussi ? se demanda Tulsi. Est-ce qu'il entend les pas de notre petite fille ?

Mais tout ce qu'il entendait était le battement de son cœur lorsqu'il embrassait Anjolie, et il se disait que cela faisait des années qu'il n'avait pas embrassé Tulsi comme ça, sur la bouche. Il se tourna donc, juste pour voir ce qu'il ressentirait. Il se pencha sur elle, posa ses lèvres sur les siennes et, au moment où il allait savoir, Tulsi éloigna son visage.

"J'ai la tête pleine", dit-elle.

Ils restèrent ainsi allongés, tous deux regardant le ventilateur de plafond immobile, dans leurs propres pensées, à une tête de distance l'un de l'autre. Dhruv songeait aux lèvres d'Anjolie, Tulsi, à sa toile, et il s'écoulerait bien des mois avant qu'ils s'embrassent et fassent l'amour à nouveau.

CINQ POUR DE L'ARGENT,
SIX POUR DE L'OR

8

L'appartement est rempli de fumée. Un feu brûle au centre du salon. Une petite fille dans une jupe de soie verte est assise sur les genoux de son père, qui alimente les flammes de beurre clarifié à intervalles réguliers*. Le front de l'homme est oint de cendre, son cordon pend au-dessus des bourrelets de son ventre ; la petite fille pince le cordon entre ses doigts de temps à autre.

C'est son premier anniversaire. Plus tard dans la journée, on percera chacune de ses oreilles afin qu'elles portent les diamants, rubis et émeraudes de sa mère. Un garçon de quatre ans assis à côté de son père fixe les flammes. Il en paraît trois, pas un jour de plus. Il ne semble pas avoir grandi depuis la dernière fois qu'il a observé le feu, lorsque, au lieu de brindilles, on brûlait sa mère.

Leela est morte il y a un an. Trois cent soixante-cinq jours de la vie d'un être d'un an, c'est toute une vie. Cela ne représente que deux mois pour une tortue géante, et plusieurs vies pour une mouche du vinaigre. Il y a un an jour pour jour, je venais de

* Ce rituel du feu (*homa* ou *havan*), très ancien dans la tradition hindoue, utilise du beurre clarifié *(ghee)* comme combustible.

pratiquer l'avortement de Pooja lorsque Leela entra en phase de travail. Alors que j'accouchais le bébé, la respiration de Leela devint laborieuse et elle se mit à tousser de façon incontrôlée. Sa pression artérielle chuta et elle fit un arrêt cardiaque. J'ai appelé l'équipe et nous l'avons placée en réanimation cardiorespiratoire. À l'extérieur, je savais qu'ils entendaient les cris du bébé, du ravissant bébé qui ne serait jamais dans les bras de sa maman. Lorsque je suis sortie de la pièce, ils étaient en train de distribuer des friandises, souriants ; quand ils m'ont vue, ils ont voulu savoir si c'était un garçon ou une fille. "Une fille", ai-je répondu, les laissant sans voix. À l'expression qui se lisait sur mon visage, ils avaient compris que quelque chose de terrible était arrivé. "Le bébé se porte bien ? Il a bien dix doigts et dix orteils ? – Le bébé va parfaitement bien, ai-je répondu. Mais pas Leela. Nous faisons tout ce que nous pouvons pour la réanimer." Je suis retournée à l'intérieur. Leela était partie dans un autre monde, laissant derrière elle un corps pâle qui me rappela le premier cadavre de mes études. L'infirmière prit le bébé dans ses bras et m'adressa un regard interrogatif. Devait-elle le baigner ? Oui, bien sûr, ai-je fait de la tête. Je suis sortie et leur ai dit que nous avions perdu Leela. Sa mère, son père et son mari me regardaient incrédules tandis que je tentais de leur expliquer ce qui s'était passé. "Il a pu s'agir d'une embolie amniotique, ai-je dit. C'est une rare complication obstétrique au cours de laquelle le liquide amniotique passe subitement à l'intérieur de la circulation sanguine et crée un collapsus cardiorespiratoire."

Nous sommes entrés dans la pièce et, en voyant sa mère, le petit garçon s'est mis à hurler. Son père l'a pris dans ses bras. Je leur ai expliqué que le seul moyen de connaître la cause exacte de sa mort était de pratiquer une autopsie. Mais découper un corps est inacceptable pour des hindous orthodoxes. Lorsqu'une personne quitte ce monde-ci, ceux qui lui survivent consacrent sa mort pour son bonheur dans le monde à venir car, pour un hindou, la valeur du monde à venir est supérieure à celle du présent. Les écritures disent : "Par les *samskara** après la naissance, on conquiert cette terre ; par les *samskara* après la mort, le paradis."

"Nous vous faisons confiance, une autopsie n'est pas nécessaire", me dit le père de sa douce voix. La mère se mit à pleurer et il la serra dans ses bras. Le mari fit de même avec son fils effrayé. Tous les quatre étaient encore dans cette position lorsque je sortis de la pièce en regardant le sol vitrifié qui menait à mes toilettes privées. J'avais envie de vomir. Je me suis aspergé le visage d'eau froide et me suis enfermée dans mon cabinet. J'avais déjà perdu des patientes, mais perdre une mère en train d'accoucher est intolérable. J'aurais préféré que la famille m'assaille de questions et me crie après, mais ils restaient là, immobiles et silencieux. Ils étaient persuadés que je ne pouvais pas avoir commis une erreur. Ils acceptaient tout ce que je leur disais, et cela me tuait.

J'ai pensé au visage angélique de Leela. Même dans la salle d'accouchement, vêtue de sa blouse d'hôpital, elle portait son petit point noir sur le front. Sa mort en tant que *sumangali*** était auspicieuse.

* Rites de purification qui marquent les étapes de la vie de tous les hindous.

** Femme mariée.

Simplement elle était morte trop jeune. Elle avait vingt-quatre ans.

Je sentais la colère monter en moi. L'envie me prit de m'avancer vers sa belle-mère et de lui lancer : "Vous êtes contente. Votre bru est partie la première, c'est ce que vous souhaitiez, non ?" Médicalement, je n'avais rien à me reprocher. Une embolie de liquide amniotique est rare et partiellement inexpliquée. On ne peut ni la diagnostiquer ni la traiter. Mais j'étais furieuse contre moi-même pour la bouffée de jalousie que produisait chaque fois sur moi Leela quand elle entrait dans mon cabinet, avec son sourire faussement timide, son air impeccable et inaltéré, comme si la vie avait été toujours bonne pour elle et réciproquement, comme si toutes deux avaient conclu un pacte, promettant de faire le voyage ensemble sans le moindre accroc. Et là résidait le plus triste, réalisai-je, qu'elle n'ait jamais eu l'occasion d'expérimenter, d'explorer, de chuter pour avoir à se relever, qu'elle ait habilement manœuvré pour satisfaire tout le monde.

Sa mort coïncidait avec la naissance de sa fille et leurs vies ressembleraient à ces voies ferroviaires parallèles qui ne se rencontrent jamais. On aurait dit que son cœur avait attendu, patiemment, pendant vingt-quatre ans, pour mettre au monde ce bébé avant de lâcher. Je m'assis quelques instants pour regarder le garçon, qui, assis lui aussi, regardait les flammes, qui elles-mêmes regardaient la petite fille, qui, un instant, me regarda. Ses yeux brillèrent à la lumière du feu et elle sembla me demander pourquoi, pourquoi je n'avais pas sauvé sa mère, pourquoi je l'avais mise au monde orpheline et nue comme une malheureuse brindille.

*

Le chatoyant coucou poussa la porte, agita son petit bec et chanta trois fois. Pooja était au lit, en train de jouer avec une boîte de chocolats vide en écoutant *Riders on the Storm*. Sa mère entra avec un grand sourire. “Elle est arrivée !” dit-elle en déposant une enveloppe sur le lit.

Elle était adressée à Mlle Pooja Khanna de la part du département Cinéma, Télévision et Médias numériques de l’université de Californie, Los Angeles.

Elle prit l’enveloppe, l’ouvrit et en retira une feuille de papier glacé qui sentait l’Amérique. Sa tante lui avait une fois envoyé une paire de Levi’s de là-bas, qui sentait la même chose jusqu’à ce qu’elle le porte. Ensuite, il avait senti comme sent un jean.

Chère Mademoiselle Khanna,

Nous avons le plaisir de vous offrir votre admission à l’université de Californie de Los Angeles, et sommes ravis de vous accueillir comme membre de notre classe 2003…

Elle s’était enfin réveillée. Le cauchemar avait pris fin. Elle poserait le pied dans un nouveau pays avec de nouvelles têtes et de nouveaux arbres et Sunil disparaîtrait dans son cerveau comme une mite dans un placard. Elle posa la lettre. Les rayons du soleil qui pénétraient par la fenêtre inondaient chaque mot de leur scintillement et répandaient leur lumière sur le monde autour d’elle. Lorsque le soleil disparut au fond du ciel, elle pensa à la femme de ce matin et à son petit garçon qui resterait toujours un petit garçon dans tous les souvenirs qu’il conserverait de sa mère.

Elle était entrée pieds nus dans la salle d'opération. Le sol était froid et ses pieds la picotaient à chaque pas. Une infirmière lui avait rasé le pubis avec un rasoir d'homme et l'avait revêtue d'une blouse d'hôpital bleue qui laissait voir ses fesses. Ce sera bientôt terminé, ce sera bientôt terminé, se répétait-elle comme un mantra sacré, et ensuite le sang se mettra à couler.

L'anesthésiste était arrivé : un masque en papier mâché suivi d'une chemise verte à manches courtes et d'un pantalon vert à cordon. Les chaussettes assorties faisaient de longs pas. Elle sentit comme un coup de couteau dans sa veine ; le liquide se diffusa dans sa conscience et la pièce devint brouillard.

Lorsqu'elle reprit connaissance, elle était couchée, seule, dans une salle de réveil toute blanche ; l'anesthésie se dissipait lentement et le sang s'échappait – elle toucha son pubis. Il était doux comme un crâne rasé. C'est alors qu'elle entendit crier ; le bébé, d'abord, puis les autres. Mais ce qui l'avait fait se tourner et se retourner sur son matelas de caoutchouc était le cri perçant du petit garçon. Elle sonna pour appeler l'infirmière ; une vieille dame chancelante entra dans la pièce et lui dit qu'une femme était morte en accouchant dans la chambre d'en face, une femme avec un fils de trois ans.

Puis, tout lui revint en mémoire. Elle se rappela avoir observé la femme en question quelques heures plus tôt dans la salle d'attente, avant qu'on n'attribue leurs chambres respectives à la jeune fille tourmentée venue pour qu'on mette fin à sa grossesse et à la femme heureuse de vingt-quatre ans venue mettre au monde.

"Heureuse" était en effet le mot qui était venu à l'esprit de Pooja lorsqu'elle avait vu la femme entrer dans une robe de grossesse bicolore noir et blanc, suivie de ses parents, de son mari et de son petit garçon, dans un alignement parfait. “Heureuse”, lui était venu à l’esprit lorsque la femme s’était assise à côté d’elle, avec son rouge à lèvres rose foncé enduit sur un sourire satisfait, son minuscule point noir sur le front et sa chevelure impeccablement peignée, comparée aux boucles rebelles et à la énième tentative de Pooja de retrouver des forces. Et, l’espace d’un instant, l’espace d’un instant seulement, Pooja aurait aimé être à sa place, assise à côté de sa chère maman, un bébé à l’intérieur de son corps, au lieu de se serrer le ventre et de s’agiter comme elle le faisait.

Et puis elle aperçut Anu. Sa chère amie fit irruption dans la clinique vêtue d’une robe d’été jaune, telle une éclosion d’œillets. Elle portait un panier de pique-nique rempli de sandwiches, de serviettes de plage et de crème solaire. Elles avaient raconté à leurs mères qu’elles passeraient la journée à la plage avec des camarades de classe – quelque part sur la route de Mahabalipuram, avaient-elles dit. À leur retour de l’hôpital, sans la moindre trace de bronzage, Anu avait lancé à la maman de Pooja : “C’est incroyable ce que c’est efficace, la crème écran total !”

*

“Je suis vraiment fière de toi !” dit sa mère en se penchant pour l’embrasser sur la joue, les yeux remplis de larmes, de larmes de joie et d’appréhension.

Mais Pooja était ailleurs : elle observait les bougainvillées du jardin. On aurait dit des feuilles de vigne sous le soleil de l’après-midi et l’odeur de la lotion solaire Lakme dont elle s'était enduit tout le corps ce jour-là lui remontait dans les narines.

Sa mère alla préparer des *gulab jamun** dans la cuisine. C'était son habitude lorsqu'il y avait une bonne nouvelle, sa façon de rendre au monde la douceur dont il l'avait gratifiée. À son retour de l'hôpital, ce soir-là, Pooja n'avait dit qu'une seule chose à sa mère, "Fais-moi des *gulab jamun*, maman." Et même si sa fille avait l'air d'un chiot blessé, elle était ravie, car c'était la première fois depuis des mois que sa petite Pooja avait parlé de nourriture. "Mon bébé est de retour!" s'était-elle contentée de dire en se précipitant dans la cuisine.

Pooja se regarda dans la glace. Elle se promit de perdre cinq kilos avant d'aller en Amérique. Elle se tint de profil et rentra le ventre. Six kilos, décida-t-elle, et j'ai six mois pour le faire. Je commencerai à partir de demain.

Sa mère l'appela de la salle à manger. Il y avait des *gulab jamun* toutes fraîches sur la table. Pooja et sa mère se servirent. Elles convinrent de ne révéler l'arrivée de la lettre à leur père et mari qu'à son retour du travail.

"Je n'ai qu'une bourse partielle, maman. Papa pourra payer le reste?

— Bien sûr, ma chérie. Nous avons tellement d'actions dont on ne sait que faire. Et puis il y a l'appartement de Kotturpuram.

— Il faut qu'on aille faire des courses.

— Oui, il faut aller t'acheter de nouveaux vêtements et une valise neuve pour les mettre dedans.

* Friandise prisée dans l'Inde entière consistant en boulettes de fromage blanc cuit, baignant dans un abondant sirop.

— Je vais en Californie. Pas besoin de vêtements d'hiver.

— On appellera tante Sonia pour lui demander de quoi tu vas avoir besoin.

— Je vais avoir besoin de vestes.

— Tu vas avoir besoin d'un nouveau jean."

Lorsque le mot "jean" pénétra dans son cerveau, elle se souvint qu'elle devait d'abord faire un régime. Elle devait perdre six kilos avant de se glisser dans son Levi's tout neuf. Pooja mit une boulette de *jamun* dans sa bouche et se lécha les doigts.

"C'est ma dernière *gulab jamun*", dit-elle, puis elle retourna dans sa chambre.

Restée seule, sa mère fondit en larmes ; elles coulaient le long de ses joues, sur ses douces lèvres roses, jusque dans sa bouche.

Elles avaient le goût de la mer.

9

Il est minuit sous le ciel de Madras. Un nuage ressemblant à une tortue géante glisse tranquillement vers un autre géant – un ours, peut-être, ou une licorne – dont l'appendice s'étire dans la grande expansion, teintant l'indigo d'un blanc grisâtre. Il n'y a pas d'étoiles ; cachées par la tortue et la licorne, leur scintillement est invisible. La corne prend le large, la licorne se retrouve cheval, en rien différente d'un autre cheval. Je pense à la Laura de *La Ménagerie de verre*. Mes animaux-nuages sont plus fragiles et quand je me réveillerai demain matin, ils seront partis.

Je regarde Sid étalé sur mon lit. Lui aussi, il sera parti demain matin. Il marque une pause dans l'écriture de son récit de voyage et part à New York pour Lonely Planet. "J'ai besoin de cet argent, me dit-il. Et puis c'est payé tout de suite. Mon récit de voyage, lui, je ne sais pas quand il verra le jour."

Pooja est venue me dire au revoir aujourd'hui. Elle n'en revient pas d'aller étudier le cinéma là où Jim Morrison l'a fait. Elle a arrêté de prendre des médicaments et ne s'est jamais aussi bien portée. En observant sa silhouette d'adolescente, je lui recommande de manger plus et lui fais promettre de consulter un diététicien.

Tulsi n'était pas passée me voir depuis plusieurs mois. Lorsqu'enfin elle me rendit visite, c'était une autre femme. Ses cheveux avaient poussé et ses grands yeux marron avaient acquis une profondeur nouvelle, un océan se trouvait entre eux.

"Désolée d'avoir disparu comme ça, me dit-elle.

— Si mes patientes n'ont pas besoin de moi, tant mieux, ai-je répondu. En général, elles viennent me voir quand quelque chose ne va pas.

— Ou quand quelque chose va terriblement bien, dit-elle en souriant. Je veux adopter un bébé."

Elle s'était mise à la peinture. Elle me donna une invitation pour son vernissage à la galerie Apparao. Pour me faire une idée de son entourage, j'y suis allée. La mezzanine en terrasse était bourrée d'une bande bruyante du milieu de la pub et de calmes artistes dans des vêtements sans marque. Ses toiles étaient spectaculaires. Elles me rappelèrent ce qu'Aldous Huxley avait raconté de son expérience de la mescaline : ce que nous voyons sous son effet, un artiste est congénitalement équipé pour le percevoir en permanence.

L'inauguration fut un succès. *The Hindu* évoquait une œuvre passionnée d'une impressionnante diversité. *The Times of India* disait que ses lignes se fondaient dans ses toiles et que ses couleurs étaient trempées d'émotion.

Je me suis sentie merveilleusement bien ce soir-là à la galerie Apparao. Tulsi était resplendissante à côté de ses tableaux. Elle avait laissé son infertilité derrière elle et ouvert un nouveau chapitre de sa vie. J'avais le sentiment d'avoir rempli ma fonction. Je ne suis pas une fanatique de la fertilité. Si les méthodes technologiques de reproduction assistée échouent, je propose l'adoption, pas la fertilité *in vitro*. Il y a tant de bébés filles non désirés dans ce pays. Ne serait-il pas délicieux d'en ramener un chez soi, plutôt que de tenter de concevoir à tout prix? En plus, la fécondation *in vitro* coûte une fortune et, même pour les femmes qui ont moins de trente-cinq ans, le taux de réussite est de trente pour cent. Comment oserais-je parier comme au poker de l'argent durement gagné par un couple? Lorsqu'ils me consultent sur la procédure, je leur conseille l'adoption à la place. Tulsi, elle, était arrivée à cette décision toute seule, et je la regardai avec les yeux d'un parent fier de son enfant. Ironiquement, c'est dans ces moments-là – qui n'ont rien à voir avec la médecine – que je me sens vraiment gynécologue.

Si vous cherchez l'origine du mot "gynécologie", vous découvrirez qu'il vient du grec *gynaikos*, qui signifie "femme", et *logia*, "étude". La gynécologie est l'étude des femmes, et une gynécologue, une étudiante des femmes. Je suis une étudiante des femmes, et chaque jour j'apprends quelque chose de nouveau. J'ai appris que si Megha voulait avorter, c'était parce qu'elle avait beaucoup souffert. Comment expliquer autrement qu'une femme décide de ne pas garder un bébé de sexe féminin? Je ne condamne pas l'avortement, loin de là. En fait, l'une des raisons pour lesquelles j'ai choisi cette profession était de pouvoir pratiquer des interruptions de grossesse sans que les femmes aient l'impression d'être de mauvaises filles. L'avortement déterminé par le sexe, c'est autre chose. Quand une femme vient me voir dans ce but, je lui adresse une sèche fin de non-recevoir. Dans le cas de la famélique Megha, accompagnée de son pachyderme de belle-mère, j'ai fait preuve de moins de rigidité et de plus de compréhension. Tout en refusant de pratiquer un avortement de ce type, j'y mets les formes.

Le ciel est bleu nuit. Les étoiles y sont disséminées comme des cristaux de sucre et forment un réseau de points qui se détachent sur le fond obscur. Je trace des lignes entre elles, comme s'il s'agissait d'un *kolam* géant assurant la prospérité au monde, et distingue un loup, un lézard, un lion, et un petit cheval.

*

C'était un ciel inexpressif. Un ciel du genre de celui que Zubeida avait vu au studio du photographe lorsqu'elle était allée y faire un portrait de famille. Pendant qu'il disposait ses membres à la manière de fruits dans une corbeille – le mari barbu à droite, sa femme grassouillette à gauche, un bébé dans les bras, un petit garçon à sa gauche, un autre à sa droite et le troisième au milieu – si elle avait regardé derrière elle au lieu de regarder l'appareil, elle aurait vu un ciel peint parfaitement identique.

Ses seins étaient énormes. Son bébé, après en avoir tété un, s'était endormi. En boutonnant sa blouse, puis en ouvrant le frigidaire, elle avait l'eau à la bouche à l'idée de réchauffer le *biryani* de la veille et de mordre dans ses grésillants morceaux de mouton. Elle avait tout le temps faim, car elle donnait encore le sein au dernier, mais au plus profond d'elle-même, elle savait bien que si ce n'était pas le cas, ce serait pareil, parce qu'elle aimait manger.

Alors que ses vêtements devenaient de plus en plus serrés avec chaque nouvelle naissance, son mari restait mince. Il mangeait deux fois plus qu'elle et se faisait resservir. Elle se demandait où toute cette nourriture pouvait bien passer. Dans sa boutique de vêtements pour femmes, mis à part encaisser les billets dans son bureau en bois de rose, il ne levait pas le petit doigt. Et quand il ne comptait pas les billets, il était agenouillé sur une natte, tourné vers la *qibla*, et priait. Que devenait donc toute cette énergie ? Se pouvait-il que par une étrange équation spirituelle entre l'homme et Dieu, l'énergie soit consumée en prière ?

Peut-être devrais-je prier moi aussi ? pensa Zubeida en regardant les bourrelets de son ventre. Peut-être cela ferait-il fondre la graisse ? Et peut-être bien que quelque part entre ici et La Mecque, il y avait un dieu répondant à l'un de ses quatre-vingt-dix-neuf noms.

Elle prit un tapis de prière poussiéreux et le déroula. Elle ferma les yeux. Elle porta ses mains à ses épaules puis les croisa sur sa poitrine. Elle se prosterna puis posa les mains sur ses genoux. L'odeur du *biryani*, tout chaud maintenant, lui parvint aux narines et la fit saliver. Elle roula le tapis de prière et alla à la cuisine, décidant de commencer par manger et de prier plus tard.

Le *biryani* fondit dans sa bouche ; en quelques secondes, son assiette fut vide. Elle se resservit une grosse portion, puis encore une autre, jusqu'à ce qu'elle se retrouve seule devant son assiette vide. Mais seule, elle ne le resterait pas longtemps, car dans quelques minutes elle serait dans l'appartement de Seema en train de regarder pour la première fois un film étranger. Et dimanche, elle irait voir *Spiderman*. "J'ai envie d'emmener les enfants voir *Spiderman*", avait-elle dit à son mari la veille au soir. En fait, c'était elle qui voulait voir le film. Quand elle était petite, elle avait vu un *Superman* chez son oncle, un été, à Bombay. Son oncle était rentré d'Allemagne avec une télévision et un magnétoscope et elle avait regardé le film en compagnie de la moitié du voisinage, entassée dans une pièce sans fenêtre. Elle se le rappelait encore. Tout était bleu dans le film. Le ciel était bleu. Superman était bleu. Il était capable de renverser le monde, de renverser le temps et de redonner vie à sa petite amie. Si elle avait été plus vieille quand elle est née – plus vieille et musclée, comme Superman –, elle aurait renversé le cours des choses et redonné vie à sa mère. Mais c'était comme ça.

Elle rinça son assiette et les dernières traces de *biryani* disparurent dans l'évier. Son fils pleurait dans son sommeil ; elle entra dans la chambre et le prit dans ses bras. On n'est jamais assez vieux quand on naît, songea-t-elle, ni quand on meurt. Elle verrouilla la porte de chez elle et traversa l'étroit couloir sur la pointe des pieds pour se rendre chez Seema.

Seema venait de se marier avec le voisin de Zubeida, qui possédait une minuscule boutique à Burma Bazaar, vendant des parfums importés, des téléphones cellulaires, des iPod, des DVD et des lecteurs de DVD. C'était une femme à l'allure fragile et aux joues rondes, dont les yeux disparaissaient lorsqu'elle souriait.

Quelques semaines après que la jeune mariée eut emménagé toute rose et charmante dans son ensemble *salwar-kameez* à paillettes d'or, Zubeida était passée lui offrir du *kheer**, et lorsqu'elles s'étaient assises pour discuter dans le triste salon, elle avait repéré une grosse boîte en carton dans un coin.

* Riz cuit dans du lait sucré, parfumé à la cardamome, additionné de pistaches et d'amandes.

“Qu’y a-t-il dans cette boîte? avait-elle demandé à Seema, en tentant de dissimuler sa curiosité.

— Je ne sais pas. Mon mari m’a interdit de l’ouvrir.

— D’accord, mais pas à moi. Je peux?”

Seema ricana nerveusement. Elle aussi était curieuse mais n’avait jamais osé s’approcher de la boîte. Et s’il y avait quelque chose de dégoûtant dedans? Mais puisque Zubeida avait décidé de l’ouvrir, elle n’allait pas l’en empêcher.

“Bien sûr”, répondit Seema.

Les deux femmes se penchèrent sur la grosse boîte de carton, Zubeida souleva un des rabats et jeta un coup d’œil à l’intérieur. Il y avait des DVD du monde entier. Elle en sortit un et sourit à Seema, c’était un film polonais.

Zubeida lut rapidement les résumés au dos et Seema regarda les illustrations de couverture avec envie. Au cours de sa troisième visite à sa voisine, Zubeida la convainquit qu’elles devaient les voir. Seema fut d’abord effrayée.

“Et si mon mari le découvre?

— Ton mari est dans sa boutique de dix heures du matin à dix heures du soir, et depuis sept ans que j’habite dans ce bâtiment je ne l’ai jamais vu rentrer avant onze heures. Il suffit qu’on regarde les films pendant l’après-midi et qu’on les remette dans la boîte. Personne ne s’en rendra compte.”

Seema était tout excitée à l’idée de voir ces films étrangers. Jamais de sa vie elle ne connaîtrait ces endroits. Elle prit l’un des DVD. Sur la couverture, une femme courait dans un pull trop grand, un chapeau d’homme sur la tête. Deux hommes couraient derrière elle : celui qui portait une moustache se tenait le chapeau, suivi de celui sans moustache. Tous les trois riaient. La femme avait l'air si heureuse. Seema remarqua qu'elle avait une moustache dessinée sur le visage.

"Regardons celui-ci, dit-elle.

— Il est français, dit Zubeida, en sortant *Jules et Jim* de son boîtier.

— Ce soir, j'apprendrai à faire marcher le lecteur."

Et le lendemain, Zubeida, son bébé profondément endormi dans les bras, frappa à la porte de Seema. Celle-ci ouvrit en arborant un sourire coquin. Elle avait déjà allumé le lecteur et introduit le DVD.

"Tout est prêt, dit-elle, il ne reste plus qu'à appuyer sur *play*.

— Appuie sur *play*!" s'exclama Zubeida avant de s'effondrer lourdement.

Seema s'assit par terre à côté de Zubeida, adossée au vieux canapé de skaï dont le rembourrage ressortait de tous côtés. Le sol était froid. L'écran était noir. Elles entendirent une voix de femme. C'est du français, chuchota fiévreusement Zubeida. Elles lurent les sous-titres blancs sur l'écran noir, Zubeida, aisément, Seema, plus laborieusement.

"You said : I love you. I said : Wait. I was going to say, take me. You said : Go away.*"

Puis l'écran s'éclaira.

Jules et Jim deviennent les meilleurs des amis et tombent amoureux de la capricieuse Catherine. Mais c'est Jules qui la demande en mariage. La Première Guerre mondiale éclate et les amis sont séparés. À la

* Sur fond noir, la voix de Jeanne Moreau dit : "Tu m'as dit je t'aime, je t'ai dit attends, j'allais dire prends-moi, tu m'as dit va-t'en."

fin de la guerre, Catherine épouse Jules et a un enfant de lui. Jim leur rend visite et Catherine embrasse Jim dans l'escalier. "On n'aime tout à fait qu'un moment", dit-elle, et elle tombe amoureuse de Jim.

Choquée tout d'abord, Seema devint rapidement curieuse vis-à-vis de ce monde si éloigné du sien ; quant à Zubeida, accrochée à un maigrelet coussin jaune, elle répétait dans sa tête les mots de Catherine : on n'aime tout à fait qu'un moment. Le connaîtrait-elle, ce moment, se demanda-t-elle, ne serait-ce qu'une fois ?

Elle fixa l'écran, bien après la fin du film ; elle regardait au-delà de l'écran le mur aux sinistres taches marron, au-delà de la chambre avec ses couvre-lits à éléphants bleus, au-delà de la fenêtre, au-delà de la mosquée sur laquelle elle donnait, avec ses petits minarets qui appelaient avec insistance à la prière.

*

Megha était assise dans un coin en train de réciter le mantra Namokar* lorsqu'un oiseau géant déploya ses ailes sur son visage, faisant disparaître la pièce entière dans l'ombre.

"*Khana kaun banayega?* Qui va préparer le déjeuner ?" demanda sa belle-mère.

S'agissait-il d'une question à choix multiple ? s'interrogea Megha.

Était-elle autorisée à répondre :

"Pourquoi pas vous ?"

Pouvait-elle suggérer que l'une des trois domestiques qui étaient tranquillement assises dans la cour

* Prière hommage récitée chaque jour par les fidèles jaïns.

de la maison pourrait s'en charger ? Ou peut-être pouvait-elle indiquer que c'était le tour de Sunita aujourd'hui ? Mais elle se rappela que Sunita leur avait donné deux petits-fils alors que tout ce qu'elle, Megha, était capable de leur procurer était trois pitoyables petites-filles. Et le déjeuner.

Elle se leva donc et se dirigea vers la cuisine. Sa belle-mère la suivit en récitant le menu derrière son oreille gauche : *gatta curry, dhaniyamangodi, palak paneer, besan ki puri**…

Elle flanqua les feuilles d'épinard dans les mains de Megha.

"Le *palak paneer* est pour les enfants, donc vous pouvez mettre des oignons dedans. Commencez par ça."

Megha avait envie de dire quelque chose, n'importe quoi. Elle réfléchit à une phrase bien sentie. Elle pourrait demander où était Sunita. Peut-être Sunita pourrait-elle l'aider à préparer le *gatta* ?

"Où est Sunita ?" finit-elle par dire.

Sa belle-mère fronça les sourcils.

"Où est le *gatta* ?" se reprit en hâte Megha.

La belle-mère sortit de la cuisine en se dandinant, sourcils toujours froncés. Megha se mit à éplucher les oignons et à les moudre, ses larmes se mélangeant à celles que les oignons provoquaient. Ils étaient d'une ravissante nuance lilas. Cela faisait plus d'un an maintenant que, les strictes règles alimentaires jaïns ayant été assouplies dans ce foyer pourtant orthodoxe, l'oignon faisait partie intégrante de la cuisine.

* Respectivement : rouleaux de farine de pois chiches sauce curry, boulettes frites de lentilles vertes au cumin, épinards et cubes de fromage, beignets de farine de pois chiches.

Mais Megha n'avait jamais remarqué leur couleur. En introduisant les oignons moulus dans la poêle chauffée, elle tenta sans succès de penser à des choses de la même couleur dans la vie réelle. Rien, pas un oiseau ou une fleur, ni une pierre ou une rivière, pas même le ciel lorsque le soleil au crépuscule le colorait d'ombres violettes et prune. Rien de tout ce qu'elle connaissait ne possédait cette délicieuse teinte lilas. Cela signifie que je n'ai pas assez vu de choses de ce monde, pensa-t-elle.

Elle remua la poêle. Le lilas n'avait pas l'air de vouloir changer de couleur. Même s'il était magnifique, même s'il lui faisait forte impression, elle voulait qu'il change, car toute chose doit changer. S'il restait éternellement le même, il perdrait sa beauté.

Elle regarda par la fenêtre et vit ses filles en train de jouer. Elles faisaient la course de la maison au portail, sans jamais sembler se lasser. Elle revint à la poêle à frire. À cet instant, les oignons passèrent de lilas à un pâle marron rosé. Elle aima cette nouvelle nuance, douce et apaisante pour l'esprit.

Et puis elle se souvint de la purée de tomates. Habituellement, un jour habituel sous un ciel habituel, elle aurait attendu avec impatience que les oignons soient frits pour y ajouter la purée de tomates et en avoir terminé ; mais aujourd'hui, c'était différent, même le ciel était différent à travers la fenêtre. Un sentiment de paix régnait dans la cuisine, il faisait plus frais que la veille et elle était consciente que la température n'avait changé que dans sa tête. Plongée dans sa fascination, elle en avait oublié la purée de tomates. Elle l'ajouta. Je sais à quoi cette couleur correspond, pensa-t-elle, rouge tomate comme le sari orné de mangues dorées que je portais lorsque je suis entrée dans cette maison pour la première fois.

L'horloge du salon sonna midi. L'horloge était plus âgée qu'elle. Elle résonnait depuis des décennies, année après année. Je me demande qui était dans cette cuisine avant ma naissance, songea-t-elle, observant la poêle. Sous le même soleil, trente ans plus tôt, près de la même fenêtre, regardant d'autres enfants jouer, elle vit sa belle-mère, pâle et fragile comme du papier-filtre, en train d'attendre que les tomates rissolent.

*

J'ai rencontré Shanti à un congrès médical. Elle paraissait bien plus âgée que la dernière fois que je l'avais vue. Je me suis demandé de combien j'avais vieilli de mon côté. Nous avions toutes les deux vieilli, mentalement, physiquement et chronologiquement ces quinze dernières années, depuis la fin de nos études.

Elle s'était mariée, avait épousé un radiologue, donné naissance à trois enfants, et sans nul doute en avait accouché quelques autres. J'étais célibataire à l'âge de trente-neuf ans. Shanti, pensai-je avec un brin de jalousie, avait fait le bon choix.

Lorsque nous étions à la fac ensemble, nous avons partagé la même chambre, les mêmes professeurs, et – une fois – le même homme. Nous avons été de garde ensemble. Nous avons accompagné de nombreuses naissances et de nombreuses morts à l'hôpital général de Royapettah, et quand nos yeux se fermaient après une garde de vingt-quatre heures d'affilée, nous allions fumer en douce une cigarette dans ma voiture. Après quoi, nous retournions nous occuper de patients en phase terminale avec une énergie renouvelée.

J'étais capable de déchiffrer les pensées de Shanti et elle pouvait en dire autant des miennes. Je savais le temps exact qu'elle mettrait à atteindre ma voiture au parking de ses petits pas d'enfant. On ricanait comme des écolières en quittant l'hôpital, nos vêtements imbibés de douleur, de pauvreté, de désinfectant et de mort. Et d'accouchements, ces "fichus accouchements", comme disait Shanti.

Shanti adorait les bijoux. Elle les assortissait à ses saris tandis que je venais à l'hôpital dans un ensemble *salwar-kameez* de bric et de broc. Le père de Shanti avait une échoppe à thé sur Mount Road et sa mère travaillait à l'hôpital Apollo. Elle y lavait le sol en compagnie de centaines d'autres femmes, faisant deux services pour que sa fille puisse aller à l'école. Contrairement à ses quatre frères et à la plupart des enfants du voisinage, Shanti adorait les études. Elle obtint une bourse pour étudier la médecine. Elle était la seule dans notre classe ; son anglais n'était pas bon car elle avait été scolarisée dans une école municipale qui sentait comme l'hôpital où nous faisions notre stage.

Ce n'est que le dernier jour de notre internat que j'ai découvert comment elle faisait pour s'acheter tous ces bijoux. Elle prenait de l'argent aux femmes enceintes en échange de la révélation du sexe de leur enfant à naître.

J'ai quitté l'hôpital en courant quand je l'ai su et n'ai plus pris ses appels. Lorsqu'elle passait à la maison, je donnais instruction à ma mère de lui dire que j'étais sortie. Mais je savais qu'elle savait que j'étais là. J'étais remplie de dégoût et je l'ai fuie jusqu'à ce qu'elle quitte Madras pour ne plus y revenir. Et voilà que je la retrouvais, quinze ans plus tard, immanquable avec sa démarche d'enfant parmi la foule des congressistes.

Elle me reconnut sur l'instant et sourit. Elle avait pris quinze ans, mais son sourire n'avait pas pris un jour. Elle s'avança vers moi. Il était évident qu'elle m'avait pardonné de m'être enfuie, mais moi, lui avais-je pardonné ?

La personne qui me parlait était une autre. Son anglais s'était amélioré avec le temps et il n'y avait plus une trace d'accent de l'Inde du Sud dans sa voix. Il avait été remplacé par un accent du Nord qui sourdait chaque fois qu'elle prononçait le mot *"gy-ne-co-lo-gy"*, et les pierres artificielles avaient été remplacées par d'élégants diamants autour de son cou aux rides récentes.

Elle me dit qu'elle vivait à Kurukshetra.

Kurukshetra ? Mais bien sûr ! Kurukshetra se trouve dans l'Haryana, l'État au sex-ratio le plus bas de toute l'Inde. Selon le recensement de 2001, il a encore diminué, passant de 869 à 820 femmes pour 1 000 hommes. Et c'est à Kurukshetra que l'écart est le plus grand : à savoir à peine 770 pour 1 000. Les avortements en fonction du sexe y sont abondants et la détermination du sexe, la norme.

"Tu as des filles ou des garçons ? demandai-je

— Trois ravissantes filles, et toi ?"

Sur le point de parler de Sid, je changeai d'avis.

"Je suis toujours célibataire", dis-je.

Je perçus un éclair d'inquiétude dans son regard.

"Mais pas fière de l'être", ajoutai-je.

La conférence durait trois jours. Lors des pauses-café, nous rattrapâmes le temps perdu. Elle me montra des photos de ses filles, ravissantes en effet.

"Et comment as-tu rencontré l'homme idéal ?
— Pour de parfaitement mauvaises raisons."

Et un nouvel éclair traversa son regard. Mais j'avais perdu l'habitude de lire dans ces yeux, avec le temps.

"Maman ne travaille plus à l'hôpital Apollo, poursuivit-elle. Elle habite avec moi. Papa est mort il y a quelques années. Il s'est saoulé à mort et mes frères prennent le même chemin.

— Et sur le plan professionnel ?"

La question jaillit de nos deux bouches en même temps.

"Nous avons une clinique de fertilité", dit-elle en remuant son thé sans me regarder. Et c'est alors que j'ai lu ce qui se cachait dans ses yeux.

J'avais entendu parler de ces couples de médecins propriétaires de "cliniques de fertilité" sur les routes nationales du Punjab ou de l'Haryana, où l'on pratiquait des avortements sélectifs. J'avais entendu parler d'un racket qui impliquait des radiologues, des propriétaires de machines à ultrasons et des gynécologues. En dépit des avertissements du gouvernement sur les risques encourus, 10 % d'avortements étaient pratiqués sur le premier enfant, près de 80 % s'agissant du deuxième et 95 % s'agissant du troisième. Selon une estimation, près de 80 % des accouchements avaient lieu de façon non institutionnelle dans l'Haryana. Profitant au maximum de la situation, des charlatans s'affirmaient capables de révéler le sexe du fœtus dès dix semaines. Dans cette industrie, l'appétit des consommateurs n'avait d'égal que celui des prestataires de services.

Shanti me regarda. Elle savait que je savais.

"Au moins, dans l'Haryana, on avorte les fœtus. Dans d'autres États, on tue les bébés non désirés."

Ce n'était pas faux. J'avais lu qu'un tueur professionnel accomplissait souvent le rituel en langeant le nouveau-né dans un tissu humide ou en lui donnant une cuillérée de paddy au lait. Parfois, la mère engage un balayeur qui empoisonne le bébé pour vingt-cinq roupies.

En février 2007, la police a découvert des morceaux de fœtus et de nouveau-nés enterrés dans la cour d'un hôpital appartenant à un ordre religieux chrétien à Ratlam, dans le Madhya-Pradesh. Le gouvernement avait créé des maisons d'accueil spéciales pour adopter les filles non désirées. "Nous disons aux gens : ayez vos enfants, ne les tuez pas. Et si vous ne voulez pas d'une fille, confiez-la-nous", expliquaient les officiels. Ils essayaient de sévir contre les médecins violant la loi interdisant les tests prénataux de détermination du sexe, et une campagne nationale avait été lancée avec le slogan : "Ma force, ma fille", mais sans résultat. Car celui des équipes de diagnostic avec leurs machines à ultrasons était beaucoup plus percutant : "Juste six cents roupies maintenant. Contre cinquante mille roupies plus tard !"

"Je n'attends pas de toi que tu comprennes, dit Shanti. Tu es née avec une cuiller d'argent dans la bouche."

Elle était venue au monde avec rien, comme trois cents millions d'autres en Inde. Qu'est-ce que je savais de la vie de ces gens ? De leur douleur ? Ce qui s'en approchait le plus dans ce que je connaissais, c'était Megha, mais sa famille baignait dans l'aisance. Quid du reste ?

Je quittai la table, mais cette fois en disant au revoir.

10

Tulsi enfila une robe de cocktail noire et se mit du rouge sur les lèvres. Elle pensa au concert de jazz auquel ils se rendaient à l'hôtel Taj. Dhruv l'attendait dans la voiture. Comme il avait besoin de passer un appel, il était descendu en avance au parking. Elle relut l'invitation. Des cocktails seraient servis. Elle n'aurait vraiment rien contre un verre, ce soir.

Elle se précipita dans l'escalier dans ses stilettos noires ornées de roses assorties et monta dans la voiture. Elle alluma la radio. "Vous êtes sur la seule radio en anglais de Chennaï, Chennaï Live 104.8 FM, et c'est Sano qui vous présente le Live Talk. Aujourd'hui, nous recevons notre super-héros, j'ai nommé le très grand Quick Gun Murugan de Kollywood* !"

Tulsi monta le volume. L'excentrique Quick Gun Murugan déclara son amour pour les *masala dosa***

* Littéralement "Murugan la dégaine rapide", héros d'une parodie de western tamoule. Kodambakkam, quartier de Chennaï où sont situés les studios de cinéma de la ville, prête son "K" à Kollywood, sur le modèle de Bombay pour Bollywood.

** La *dosa* est une crêpe végétarienne très appréciée en Inde du Sud. "Reddy l'assiette de riz" a pour projet de créer une chaîne de *dosa* fourrées au bœuf, la McDosa.

puis raconta son dernier film, dans lequel il règle son compte à son ennemi mortel, Rice Plate Reddy.

"Une balle qui tue quatre types d'un coup, vous n'avez jamais vu ça", dit-il crûment.

Dhruv l'imita.

"Ces escrocs veulent faire du non-végétarien, hein ? Crapules ! Je vais leur apprendre les bonnes manières, moi."

Tulsi rit et regarda Dhruv, les yeux débordant d'amour. Même après toutes ces années, il parvenait toujours à la faire sourire.

"C'est moi qui vais t'apprendre les bonnes manières", dit-elle en lui prenant la main pour la poser sur sa cuisse.

Elle y resta immobile un moment, jusqu'à ce qu'à l'approche de l'échangeur de Gemini Circle, Dhruv ait besoin de ralentir ; il retira donc sa main et changea de vitesse. Une cacophonie de klaxons résonna autour d'eux lorsque la Hyundai Accent tenta de se frayer un chemin dans la pagaille.

"Repasse sur CD, chérie, j'étais en train d'écouter *Confortably Dumb**, dit Dhruv.

— C'est ce qu'on appelle un lapsus floydien, mon amour !" dit Tulsi, très fière d'elle-même. Car c'était généralement Dhruv qui sortait des plaisanteries de ce genre.

Dhruv sourit en guise de félicitations pour son mot d'esprit. Le feu passa au vert et la voiture passa sous l'échangeur pour s'engager dans Nungambakkam High Road.

* Le titre original de la chanson des Pink Floyd est *Confortably Numb*, "confortablement muet", et non *Confortably Dumb*, "confortablement idiot".

Ils étaient au Taj. Le chandelier géant de l'hôtel diffusait une lumière cristalline, sous laquelle tout le monde scintillait comme des bijoux dans une vitrine. Dhruv était déjà en train de parler à quelqu'un à l'autre bout de la salle de réception ; Tulsi s'approcha du bar et commanda un whisky *on the rocks*. Elle en avala une généreuse gorgée et regarda autour d'elle. Le concert était sur le point de commencer et on fermait le bar. Une femme entra dans la salle et, tels des tournesols dans un champ, tous les hommes tournèrent la tête. Elle portait une robe bain de soleil rouge et ses longs cheveux tombaient de chaque côté de ses épaules. Il devrait exister une loi interdisant une pareille beauté, pensa-t-elle, mais en dehors de la loi de la gravité, elle ne voyait pas.

La femme regardait dans une direction. Elle regardait quelqu'un de précis dans cette salle bondée, qui tourna la tête – le dernier tournesol du champ – et la regarda à son tour. Il portait une chemise grise au-dessus d'un jean que Tulsi connaissait si bien qu'elle n'eut pas à voir son visage pour l'identifier.

Dhruv fut surpris de voir cette femme. Quand Dhruv était surpris, son visage restait impassible et nul ne pouvait se douter qu'il était étonné. Mais Tulsi connaissait ce regard – c'était celui qu'il arborait la nuit de sa fête de départ, quand il avait dit au revoir à tout le monde et lui avait dit bonjour. Il chantait une chanson des Doors et une centaine d'expressions flottaient sur son visage, comme autant de fenêtres sur un train en marche. A l'instant, lorsque la femme entra dans la pièce, il eut ce regard, cet air de reconnaître sans reconnaître, de savoir sans savoir, de voir sans être vu.

Tulsi prit un autre verre et regarda autour d'elle. Elle était entourée d'étrangers de toutes les formes, de toutes les tailles, et de toutes les couleurs. On dirait un zoo spécialisé en une espèce, l'être humain, pensa-t-elle. Pour elle, le mot "être" ne s'entendait pas comme un nom mais comme un verbe, renvoyant au fait d'exister, l'existence par opposition à la non-existence, dit le dictionnaire. Son refus de considérer "être" comme un nom n'avait rien de surprenant puisque c'était cela même que Tulsi avait combattu toute sa vie. Elle avait combattu l'existence. Et maintenant, elle ne voulait pas simplement exister mais s'élever au-dessus de l'existence, comme un nuage en forme de champignon au-dessus de la terre. Elle voulait vivre.

Depuis qu'elle s'était mise à peindre, elle avait senti la vie palpiter en elle. Même Dhruv l'avait reconnu. Allongé sur le sol à côté d'elle, ce fameux jour, il lui avait dit que c'était magnifique, qu'elle était magnifique. C'était la première fois qu'elle peignait sans essayer d'en faire un tableau, avait-il souligné. Elle était d'accord, elle avait enfin réalisé que c'était le verbe qui importait, pas le nom. Elle avait ressenti un désir subit d'aller voir la définition de "verbe" dans son dictionnaire Oxford. Et si elle l'avait fait, elle aurait lu : "mot exprimant une action exécutée ou un état subi ou expérimenté par un sujet". Elle était ce sujet et sa vie était l'état qu'enfin elle allait expérimenter. Dhruv avait saisi cela, l'unique phrase qu'il avait prononcée manifestait cette compréhension ; il avait approché ses lèvres des siennes, mais disant que son esprit était envahi de pensées, elle avait détourné le visage.

Dhruv avança vers la femme en robe bain de soleil, puis la conduisit vers Tulsi, une main sur sa hanche. Elle se présenta : “Anjolie Cartier”. Son nom était français, ses lèvres étaient françaises, mais ses yeux étaient indiens. Dhruv se plaça à côté d'elle et introduisit Tulsi comme sa femme. “Tulsi”, répéta inutilement cette dernière, qui, malgré *ses* stilettos, dut lever les yeux vers Anjolie, plus haute de dix bons centimètres. Il y avait quelque chose dans la manière qu'avait Dhruv de la regarder… mais la salle fut plongée dans l'obscurité et le groupe se mit à jouer.

*

La voix veloutée de la soprano emplissait la pièce, résonnant d'espoir et de dévotion, portée par un orchestre d'une remarquable finesse. Trois années se sont écoulées depuis que Pinkerton a quitté Madame Butterfly en lui promettant de lui revenir. Suzuki, convaincue que Pinkerton a abandonné sa maîtresse, est agenouillée devant un bouddha et prie. Butterfly est pleine d'espoir. Blâmant sa servante de se défier de Pinkerton, elle peint un tableau figurant son retour.

Anjolie, allongée sur le sofa et les yeux clos, écoutait Puccini. Pendant ce temps, Dhruv grimpa l'escalier, entra dans le couloir et sonna deux coups à bref intervalle. Elle le reconnut à la sonnerie, la double sonnerie qui affolait ses oreilles et chantait en elles, balayant la voix de soprano. Elle ouvrit la porte et la referma aussitôt. Ils tombèrent dans les bras l'un de l'autre et s'embrassèrent. Enlacés, ils se dirigèrent vers le sofa. Dhruv bascula en arrière en l'entraînant dans son mouvement. Elle s'assit sur lui, la tête contre son épaule, une cuisse de chaque côté de son corps, genoux pliés. Elle aurait pu l'écraser entre ses cuisses et le dévorer en une seule bouchée afin qu'il demeure pour toujours en elle, mais elle s'allongea sur le dos et observa son visage. Il se l'était aspergé d'eau, il avait séché, mais ses mèches étaient encore mouillées et recourbées comme des lys. À travers ses mèches, elle percevait la bibliothèque, les livres aussi ; on aurait dit des allumettes, et le monde entier semblait minuscule.

L'univers a rétréci, pensa-t-elle. Il s'est réduit à la dimension d'un petit pois au cours du concert de jazz d'il y a trois mois, lorsque dans son expansion Dhruv a empli la salle ; elle n'entendait pas le saxophoniste, pas même le batteur – sa seule sensation était la vue de Dhruv assis à côté de sa ravissante femme.

Il s'était dilaté à nouveau ; elle s'arracha à lui et se dirigea vers la bibliothèque. Dans son dos, il se rétrécissait lentement, d'une taille à chacun de ses pas.

“Il y a un problème ?

— Tout est un problème. Parce que rien n'a plus d'importance et que tout ce qui importe, c'est toi.

— Chérie.

— Je ne peux plus travailler. Je ne peux plus peindre. Je crois que je perds les pédales.

— Je pense à toi tout le temps aussi, tu sais.

— Un jour, ça prendra fin et tout s'écroulera autour de nous.

— Pourquoi ça devrait prendre fin ?

— Tu ne vois pas qu'il faudra que ça s'arrête un jour ? On ne peut pas continuer comme ça éternellement. Combien de temps sera-t-on capable de tenir ?

— Pourquoi te faire du mal ? C'est une belle histoire et je t'aime. Et ça s'arrête là.

— C'est toute la différence entre toi et moi. Tu vis dans l'instant présent, moi pas. Je ne peux pas m'empêcher de penser à ce qui se passera demain. Chaque fois que je t'embrasse, je me demande si c'est pour la dernière fois.

— Chérie…

— Mais il faut que j'arrive à changer là-dessus ! Il faut que je me reprenne en mains et que ça change."

Anjolie détourna son regard de Dhruv et prit *La Cloche de détresse** dans la bibliothèque. La couverture était illustrée d'une femme aux cheveux blonds, aux lèvres écarlates et au visage orange. On aurait dit une sérigraphie d'Andy Warhol. Anjolie poussa un soupir de soulagement. Elle avait enfin sous les yeux un livre et non plus une ridicule petite allumette. Un jour cela s'arrêterait et il faudrait qu'elle l'efface de sa mémoire, avec un de ces effaceurs parfumés qu'elle utilisait à l'école quand elle faisait des erreurs d'addition ; le chiffre était effacé mais il restait toujours une petite raie sur le cahier pour le rappeler et, en collant le nez dessus, l'odeur vous remontait dans les narines.

Dhruv observa Anjolie. Elle regardait un livre et semblait à des kilomètres. Sa chevelure de jais recouvrait son profil et il ne voyait que le bout d'un nez et un regard noir opaque. Elle avait l'air aussi mystérieuse que lors de leur première rencontre. Il ne l'aimait pas à l'époque, il voulait juste la voir encore et encore, et puis, un beau matin, il s'était réveillé amoureux.

Son téléphone sonna.

* En anglais, *The Bell Jar*, unique roman de l'écrivaine Sylvia Plath, publié en 1963 sous le pseudonyme de Victoria Lucas, un an avant son suicide.

"Je suis chez un ami. Je rentre pour dîner... Une omelette ? ça me va très bien..."

Anjolie se boucha les oreilles. Elle ne voulait pas entendre un mot de plus de ce maudit blabla conjugal qui continuait malgré tout à lui parvenir. Elle retira les mains de ses oreilles, saisit un Samuel Beckett sur un rayonnage et l'ouvrit au hasard.

VLADIMIR. – Je ne comprends pas.
ESTRAGON. – Je vais t'expliquer. *(Il réfléchit.)*

Anjolie réfléchit. Une partie d'elle-même voulait que ce soit terminé, qu'on en soit à l'étape où l'un serait parti et l'autre se retrouverait seul. C'était préférable à l'appréhension. Seulement qui partirait et qui resterait seul ?

Dhruv raccrocha et s'approcha. Il lui mordilla le cou et son mal d'amour s'envola, son angoisse s'évapora et Anjolie sourit de la pure joie d'être à nouveau dans ses bras.

"Peut-être que tu as raison, dit-elle. À quoi bon me faire souffrir ? Tu es à moi et c'est tout ce qui compte.

— Je suis à toi", dit-il en retournant à son cou, qui, quand il eut fini, portait une marque évoquant vaguement un fer à cheval.

Je le garderai comme porte-bonheur, pensa Anjolie en le regardant s'en aller.

Dehors, le ciel était clair, sans un nuage, un de ces ciels typiques de Madras en juillet, quand l'été est parti pour l'Europe. À Barcelone, le festival venait d'ouvrir ; à Avignon, on jouait mille pièces et les gens buvaient du vin à tous les coins de rue ; à Berlin, c'était la Love Parade et un million de personnes dansaient pour célébrer l'amour et l'hédonisme ; mais ici, à Madras, c'était juste juillet. L'été était terminé, l'école avait repris, et il faisait chaud, terriblement chaud, plus chaud qu'en Europe où c'était l'été.

*

Alors que les feuilles viraient à l'orange dans d'autres parties du monde, teintant le paysage de toutes les nuances du jaune, de l'ocre et du rouge, à Madras, le paysage demeurait vert clair. Un soleil vengeur embrasait le ciel et l'air collait comme du miel.

Dhruv pénétra dans son appartement écrasé de soleil et enleva ses Nike. Il avait beaucoup couru ces derniers temps. Il fit le tour de la pièce dans ses chaussettes couleur chair et se servit une bière. Il possédait trois douzaines d'autres paires de chaussettes semblables dans son placard. Il ne portait que ça. De cette façon, il s'imaginait qu'il n'aurait jamais de problème d'assortiment. Toutefois il n'avait pas prévu un scénario : trois chaussettes pour faire une paire.

Il prit sa guitare et s'assit près de la fenêtre. Il commença par se faire les doigts sur les cordes graves, joua quelques notes dans les aiguës, puis descendit sur le manche avec une intensité croissante. Il joua avec les notes jusqu'à ce qu'il trouve une mélodie qui lui plaise, et les paroles suivirent.

She fed her cat every day
She fed him candy and cake
The cat left her and ran away
But she, but she…
But she continued to bake.

La clé tourna dans la serrure, le verrou tourna dans le sens des aiguilles d'une montre et la porte s'ouvrit en grand. Tulsi entra comme une flèche et jeta son sac sur la table de la salle à manger.

"Tu sais quoi ? dit-elle, tout excitée.

— Tu as gagné le deuxième prix d'un concours de beauté, plaisanta Dhruv.

— Le client a retenu ton projet. Tu vas à Paris !"

Dhruv n'en croyait pas ses oreilles. Il avait conçu cette pub en rigolant. C'était pour une nouvelle marque indienne de jeans. Il avait fumé un joint et imaginé Anjolie faisant le poirier dans un pantalon, ensuite il avait mis ça sur papier et l'avait présenté au client, mais pas sérieusement.

La tour Eiffel à l'arrière-plan, un touriste, assis, est complètement ébloui par le monument. La première prise a lieu le matin, la seconde à midi, la troisième au milieu de l'après-midi et la quatrième en début de soirée. Chaque fois, c'est le même touriste qui regarde la tour. Puis la caméra zoome et on s'aperçoit qu'il ne regarde pas la tour mais une femme en train de faire le poirier, les mains dessinant un triangle sur le sol et les pieds pointés vers le ciel. Elle porte un jean très serré autour de ses fesses incroyablement fermes. Elle est restée dans cette position toute la journée et le touriste ne la quitte pas des yeux. À la fin, on découvre qu'en fait ce n'est ni la tour Eiffel ni sa pose qu'il admire mais son cul bien ferme, et la caméra zoome sur la marque dont le nom, jusqu'alors à l'envers, se retrouve pile poil à l'endroit, en gros plan.

"Tu as entendu ?

— Ouaip. J'arrive pas à y croire.

— Oh, chéri, tu vas t'éclater. C'est l'automne à Paris, maintenant !

— Eh, eh, doucement, chérie. J'attends de voir le client pour le croire.

— Tu as rendez-vous avec lui demain après déjeuner. D'ici là, il te reste à trouver une femme qui sache se tenir sur la tête."

J'en ai trouvé une, pensa-t-il, depuis longtemps. Et maintenant je ne sais pas quoi faire.

*

Anjolie était assise en face de son mari au Bella Ciao, le restaurant italien près de la mer. On n'y voit pas la mer mais on la sent dans ses os. Elle prit le verre de vin rouge posé sur la table de ciment et le tint au-dessous de ses yeux. Le vent marin pénétrait dans ses narines et emplissait ses poumons d'un air si léger qu'il l'élevait d'un millionième de mètre au-dessus de son siège.

C'était le meilleur côté de la vie à Madras, songea-t-elle en sirotant son vin : la mer. Elle se sentirait claustrophobe dans une ville dénuée de mer. Quelque part, le fait de savoir qu'il y avait un océan d'un bleu profond à un bout de la ville la calmait. Elle introduisit la *bruschetta* dans sa bouche. Elle avait la saveur d'un été italien, quelques années plus tôt. La tomate et l'huile d'olive se mêlaient et elle prit une gorgée de vin pour effacer le souvenir d'Antonio qui s'était invité dans sa tête. Était-ce parce qu'elle avait connu tant d'hommes dans le passé qu'il lui était devenu si facile d'être infidèle ?

"Tu as cet air dans les yeux, dit Neel.

— Quel genre d'air ?

— La première fois que je l'ai vu cet air, c'était sur le vol Paris-Madras, lorsque le pilote a annoncé qu'on allait atterrir.

— Et il a l'air de quoi cet air ?

— Il est doux, chaud, fondant. C'est l'air des amoureux."

Elle n'avait pas réalisé qu'elle était aussi transparente que le verre qu'elle avait en main. Mais Neel était l'un des rares à pouvoir lire dans ses yeux. C'était aussi le cas de Dhruv, depuis peu.

À la verticale de leur table, accrochée à un ciel sans étoiles, la lune observait la scène.

"Pourquoi la Lune a-t-elle toujours le même aspect ? demanda-t-elle pour changer de sujet.

— Elle est en rotation synchrone avec la Terre, c'est pour cela qu'elle laisse toujours voir la même face.

— Comme deux personnes qui sont mariées depuis une éternité.

— Je crois qu'on peut le dire au sujet de la Terre et de la Lune", dit Neel en riant.

La lampe sur la table derrière lui illuminait certaines parties de son visage. Lorsqu'il bougeait la tête, elle pouvait voir ses cils de temps à autre. Ils étaient longs et lumineux. Mais ils n'étaient pas recourbés au bout comme ceux de Dhruv. Ils ne ressemblaient pas à des lys.

"La gravité de surface de la Lune ne représente qu'un sixième de celle de la Terre. Même si la masse d'un individu est semblable sur la Terre et sur la Lune, s'il pèse soixante kilos sur Terre, il n'en pèsera que dix sur la Lune.

— Tu sais tout, n'est-ce pas ? dit-elle dans un mélange de sourire et de froncement de sourcils, craignant qu'il ne sache à propos d'elle et de Dhruv.

— J'aimerais bien parfois", dit-il en regardant au fond de ses yeux noirs coupables.

*

Anjolie entra en coup de vent dans la salle de consultation et vint se percher sur le siège en bois de rose. Sa longue chevelure était humide et descendait jusque sur ses genoux.

"Docteur, dit-elle, j'ai peur d'être infertile. Cela fait plusieurs mois que Neel et moi essayons de faire un bébé.

— Mais vous avez été enceinte dans le passé", dis-je.

Elle possédait un kit de prévision d'ovulation et ils avaient des rapports sexuels avant, pendant et après la période d'ovulation. Quelle ironie, pensai-je, les gens tombent amoureux, n'arrêtent pas de faire l'amour avec des préservatifs, des spermicides, des diaphragmes, des pilules et des stérilets pour empêcher la conception, pour empêcher ce spermatozoïde sur un million d'entrer dans le vagin et de s'unir à l'ovule ; et, quelques années plus tard, quand la spontanéité du sexe a disparu, ils veulent avoir un bébé. Ils planifient leur vie sexuelle en fonction du calendrier menstruel, elle devient acte de conception au lieu d'acte d'amour.

Je crois en l'acte d'amour. Je crois que le choix de la reproduction est un droit qui appartient à toutes les femmes et je m'emploie à leur permettre de réaliser ce choix lorsqu'elles viennent me consulter. Mais c'est tout ce que je peux faire pour elles. En ce qui concerne ma vie, j'ai fait mon choix. Je ne veux pas avoir d'enfants, j'en mets au monde et cela me suffit. Et dans une relation, le sexe est toujours pour moi un acte spontané. Reste que quand la spontanéité s'est envolée, on fait comment ?

Sid était de retour et nous étions sur le point de passer un long week-end ensemble à nager et à faire l'amour. Parfois, c'était trop beau pour être vrai : l'attente et ensuite l'exaltation. J'imagine qu'il devait en être de même entre Anjolie et Neel il y a des années, quand ils étaient amants, avant qu'ils ne deviennent mari et femme s'efforçant de faire un bébé.

"Un bilan complet d'infertilité incluant tous les tests de diagnostic peut prendre quatre ou cinq cycles menstruels, dis-je. Nous pouvons commencer par un examen pelvien pour vous et une analyse de sperme pour votre mari si vous le souhaitez.

— Je reviendrai avec Neel, dit-elle.

— Pour la femme, les tests sont souvent invasifs, douloureux et émotionnellement épuisants.

— Donc que conseillez-vous, docteur ?"

Je lui dis ce que j'avais dit à Tulsi des années auparavant. Laissez faire le cours des choses et faites l'amour pour le plaisir qu'il procure, mais c'était ce qu'elle faisait déjà, avec Dhruv.

11

“J’aime Jules, dit Seema.

— J’aime Jim, dit Zubeida.

— Mais on n’aime pas Catherine.

— Parce qu’on est jalouses d’elle.

— Et pourquoi pas ? Aucune de nous deux ne sait ce que c’est que la liberté. Et c’est ce qu’elle est Catherine, en un mot : la liberté.

— On est libres, nous aussi.

— Libres de faire quoi, Zoo ? Donne-moi un exemple.

— On est libres de penser”, répondit Zubeida en regardant l’écran vide.

Elles avaient déjà vu *Jules et Jim* sept fois et décidèrent d’en rester là.

“Et si ça commençait à se voir qu’on l’a regardé ?” se demanda Seema à voix haute, en remettant le DVD dans son boîtier.

Zubeida acquiesça. Il ne fallait pas que le mari de Seema découvre leurs “voyages” de l’après-midi, comme elles les appelaient, à défaut d’un meilleur nom de code, lorsque, rideaux tirés et volume bas, elles se projetaient des films étrangers.

Elles avaient vu *Le Voleur de bicyclette*, *L’Ange bleu*, *Les Enfants du paradis*, *L’Éclipse*, *Cinéma Paradiso* et

Pandora. Zubeida raconta l'histoire de la boîte de Pandore à Seema. Ce n'était pas une boîte, expliqua-t-elle en tentant de se remémorer ce qu'elle avait lu à l'école, mais une énorme jarre, de la taille d'un être humain. Lorsque Pandora l'a ouverte, il s'en est échappé toutes les maladies du monde avec la peur et la faim, la douleur et la pauvreté ; mais aussi l'espoir.

Seema aima l'idée de l'espoir sortant d'une boîte en même temps que tous les malheurs du monde. Un chaud soir d'été, petite fille, il y avait eu une coupure de courant et toute la famille s'était retrouvée entassée dans la salle de séjour à se ventiler et à chasser les moustiques. Seema avait demandé à sa mère d'appeler la compagnie d'électricité pour savoir quand le courant serait rétabli, mais sa grand-mère s'était écriée dans l'obscurité : "Ne les appelle pas. Imagine qu'ils nous disent qu'il ne reviendra pas avant demain. Si on ne les appelle pas, on pourra garder l'*espoir* qu'il peut revenir à tout moment."

C'était bien, l'espoir, pensa Seema. C'était très très bien, mais la joie c'était encore mieux.

"Tu te rappelles ce que le devin dit à Antonio dans *Le Voleur de bicyclette* ? demanda Zubeida.

— Non, dis.

— Tu trouveras la bicyclette tout de suite ou pas du tout.

— Oui.

— Parfois, je vois ma vie comme ça. Elle changera vite ou pas du tout.

— Comment elle changerait ? Tu pourrais peut-être avoir un autre bébé, une fille cette fois…

— Oh, je ne peux pas avoir d'autre enfant, Seem. On a juste assez de quoi nourrir les quatre qu'on a déjà. Et c'est sans compter mon mari et ses frères. Et moi.

— Mais la boutique marche bien.

— Oui, tant qu'il y aura des mariages, nos jupes se vendront. Mais ça ne suffit pas pour inscrire quatre garçons à l'école.

— Je vois ce que tu veux dire. On n'a pas encore d'enfant et Yusuf fait tout le temps les comptes. On ne peut rien acheter sans regarder le livre de comptes. Mais regarde ce qu'il m'a rapporté hier."

Seema alla à l'intérieur et rapporta une montre habillée en or dans un écrin de velours. La couronne était ornée d'un cabochon et le cadran, de pierres taillées. Zubeida voulut l'essayer mais son poignet était trop gros.

"Elle est magnifique, Seem. Il doit vraiment t'aimer beaucoup.

— Elle vient de sa boutique. Regarde, elle a un défaut de fabrication."

Seema remua le bracelet et une des pierres en saphir marquant l'heure bougea sur le cadran.

"Mais tu peux quand même lire l'heure", dit Zubeida.

Seema hocha la tête avec détermination, comme si savoir l'heure était de la plus haute importance, alors que ces dernières années son occupation principale avait plutôt consisté à tuer le temps. Mais maintenant tout avait changé. Tout avait changé depuis qu'elles avaient vu ensemble leur premier film étranger.

Seema remit la montre dans son étui et alla la ranger. Zubeida lui dit au revoir et traversa le couloir pour rentrer chez elle. Elle déposa le bébé sur le lit et enveloppa le petit chapeau qu'elle avait confectionné pour l'anniversaire de son troisième fils. Elle sortit le ruban de satin bleu d'un cadeau qu'elle avait conservé et le noua autour du chapeau en y faisant une petite boucle, puis rit en se souvenant de ses anniversaires, enfant.

Si l'anniversaire tombait un jour d'école, on était autorisé à porter une robe de couleur à la place de l'uniforme. Tout le monde était gentil avec vous ce jour-là. Zubeida avait envie de porter une robe de couleur au moins deux fois par an. Comme elle n'aimait pas sa date d'anniversaire, parce que c'était celle de la mort de sa mère, sa grand-mère lui laissa en choisir une. Elle choisit la dernière semaine du mois de mars, juste avant les vacances d'été et s'arrêta sur le 27. Comme ça, elle pourrait penser toute l'année scolaire à la robe qu'elle porterait. Elle essaya de convaincre sa grand-mère de lui permettre de choisir une autre date, en juin, au moment de la rentrée, parce qu'alors tout le monde aurait oublié le 27 mars. Mais sa grand-mère resta très ferme, il n'y aurait qu'un seul anniversaire.

En fait, l'anniversaire qui lui était resté en mémoire n'était pas le sien. C'était celui de Sandeep. Il avait apporté des éclairs pour tout le monde, une grande barre de Dairy Milk pour le professeur et une autre tablette de chocolat mauve cachée entre ses cahiers. Lorsque la cloche avait sonné et que Zubeida commençait à marcher vers chez elle en compagnie de ses cousins, il l'avait rattrapée en courant et la lui avait glissée dans les mains.

"C'est pour toi", avait-il dit avant de filer à toute vitesse.

Zubeida posa le cadeau sur la table de la salle à manger et passa à la cuisine préparer des beignets aux légumes pour les enfants, à leur retour de l'école. Il faudrait qu'elle appelle la Compagnie du gaz. Une bouteille était vide depuis ce matin et elle avait ouvert la seconde ; ce serait la première chose à faire demain matin. L'espace d'un instant, cent cylindres rouges lui traversèrent l'esprit, chacun attendant dans une cave qu'on les emporte, chacun dans sa propre maison où il vivrait une vie lugubre sous un comptoir de cuisine, lié au fourneau par un cordon ombilical.

*

Megha se pencha au-dessus du comptoir de la cuisine et lava les pommes de terre dans l'évier. Elle en retira la boue et regarda leurs yeux comme s'il s'agissait de bébés. On dirait des bébés, pensa-t-elle, on dirait des bébés sortis de *Monstres et Cie*. Les enfants n'arrêtaient pas de regarder le film et parfois elle se sentait comme la fillette qui se retrouve dans le monde des monstres – sauf que *ses* monstres étaient vraiment effrayants – et si seulement elle pouvait trouver une porte, elle la franchirait et retournerait chez elle.

Elle gratta les yeux avec ses ongles et retira la peau. Elle les coupa en rondelles, les trempa dans la farine orange et les fit frire. Ensuite, elle les enveloppa soigneusement dans des boîtes de repas, non sans y avoir ajouté une bonne dose de sauce tomate. Elle s'apprêtait à accompagner ses neveux et sa fille aînée au Madras Boat Club pour qu'ils apprennent à nager dans la piscine découverte, en compagnie d'une dizaine d'autres enfants. Sa fille entra dans la cuisine en courant, sac de sport au dos et lunettes de natation trop grandes sur son petit nez.

“Maman, il faut y aller ! On va être en retard !”

Megha mit les boîtes de repas Cendrillon et Spiderman dans un panier avec trois bananes et sortit de la cuisine en hâte. Les enfants étaient déjà dans la voiture. Pendant que le chauffeur les conduisait de Purasawalkam à Boat Club Road, ils comptèrent les voitures bleues et jouèrent à des devinettes ; trois fois de suite, c'est sa fille qui les trouva.

Elle était futée, sa petite Barkha. Megha s'était battue pour tenter de convaincre son mari qu'elle apprenne à nager avec les garçons, mais il ne voulait rien savoir. Et puis Barkha était entrée dans le salon et avait lancé à son père :

"Papa, un jour on sera tous en croisière, eh ben si le bateau coule comme le *Titanic*, Rohit et Rahul seront sauvés et moi pas."

Le père avait éclaté de rire en rejetant la tête en arrière et dit :

"C'est bon, c'est bon, apprends à nager, ma chérie !"

Assise au bord de la piscine, Megha observait les enfants dans l'eau, rêvant de pouvoir elle aussi évoluer dans le liquide bleu.

Une femme à côté d'elle lui sourit et demanda si la petite en maillot de sirène était sa fille.

"*Es*, *es*, dit Megha en hochant la tête.

— Elle est audacieuse et très athlétique, dit la dame.

— Oh, merci", dit Megha, qui, consciente de son niveau en anglais, ne voulait pas risquer de faire de faute. Elle avait envie d'en dire plus, qu'elle était certainement audacieuse, athlétique peut-être, mais elle ne dit pas un mot. Elle se demanda si elle pouvait passer au hindi, mais à Chennaï, les gens n'aiment pas trop qu'on suppose qu'ils parlent le hindi.

Elle regarda l'eau à nouveau, sa fille lui fit un signe de la main avant de plonger et de repartir de plus belle. Elle était son avenir, cette petite fille dans la piscine qui ferait tout ce qu'elle n'avait pas fait, solide sur ses jambes et menant sa vie comme elle l'entendrait. Et pendant quelques instants, Megha eut l'impression d'être cette petite fille dans l'eau, sautant et jouant comme une enfant.

*

Le dragon de mer feuillu est probablement la créature marine la plus fragile de la terre. Caché dans les profondeurs de l'océan, ce mystérieux animal ressemble aux algues qui l'entourent, au point que, jusqu'à ce qu'il émerge soudain, l'on pourrait croire qu'il est un morceau de l'une d'elles.

Megha fit son entrée dans un sari en mousseline vert marin. Elle était seule. Son *ghunghat** était ample et, pour la première fois, elle souriait. Ses règles avaient trois mois de retard.

“Non, non, je ne suis pas enceinte, dit-elle, remarquant mon air soucieux. Cette fois, ce n'est qu'un retard de règles.

— Vous êtes sévèrement anémique et votre corps est émacié. Une nouvelle grossesse serait déconseillée dans votre cas.”

Quelque chose avait changé chez elle. Même si elle n'avait que la peau sur les os, sa façon d'être était différente, elle paraissait vivante. Était-ce parce que l'oiseau prédateur préhistorique qui l'accompagnait les fois précédentes ne planait pas au-dessus d'elle ? Ou bien quelque chose avait-il changé dans sa tête ?

* Partie du sari couvrant intégralement la tête des femmes dans les régions et communautés conservatrices de l'Inde.

Elle laissa glisser son *ghunghat* sur ses épaules. Sa longue et épaisse chevelure descendait le long de son dos en une natte desserrée.

“Oui, je comprends ce que vous me dites, docteur mais…” commença-t-elle, en venant ensuite à sa vie misérable, passant de l’anglais au hindi et au tamoul comme s’il s’agissait de clés sur un piano à queue. Je n’en revenais pas de la loquacité naissante de cette femme trilingue qui avait passé le plus clair de sa vie dans le silence. Je ne savais que lui dire, sinon qu’il était déconseillé pour elle d’être à nouveau enceinte.

Je lui demandai de faire des analyses de sang et lui prescrivis une pilule contraceptive pour provoquer l’écoulement. Elle prenait régulièrement son fortifiant à base de fer et de vitamines, mais il était évident qu’elle ne s’alimentait pas suffisamment. Je lui dis de bien manger et de se reposer. Elle m’adressa un regard incrédule, puis se leva lentement pour prendre congé. Une main invisible semblait l’animer, impulsant un mouvement flottant à ses hanches squelettiques, qui évoquait celui d’une algue. L’araignée de mer géante guettait à l’arrière-plan, elle rampait lentement vers la feuille qu’elle réduirait en miettes de ses pattes grêles, avant de poursuivre sa longue marche au fond de l’océan.

12

Dhruv regarda le client, dont la verrue grossissait au fur et à mesure qu'il parlait.

"On n'a pas le budget pour Paris ! dit-il d'une voix rauque. Vous ne pouvez pas faire un agrandissement Photoshop de la tour Eiffel et tourner aux studios Prasad ?"

Dhruv resta sans voix. Il n'avait pas escompté que son vieux client radin accepte le budget que représentait le tournage à Paris, mais il n'avait pas envisagé non plus une telle proposition. Il avait imaginé passer trois jours avec Anjolie dans les studios de Kodambakkam et essaya de trouver mieux.

"Allons au Taj Mahal.

— Au Taj Mahal ?

— Oui, on remplace la tour Eiffel par le Taj Mahal. Ça rendra les jeans plus couleur locale. C'est ce que vous voulez, non ?

— Exact." Le client acquiesça de sa grosse tête chauve et fixa Dhruv de ses grands yeux, mais Dhruv voyait bien qu'il était en train de faire ses calculs.

"C'est impossible de faire un agrandissement Photoshop de la tour Eiffel ! Ou on tourne à Agra ou je vous écris autre chose."

Normalement, le client aurait dû lui demander de concevoir une autre publicité. Écrivez-m'en deux, aurait-il dû dire. Mais Dhruv avait le sentiment sournois qu'il aimait l'idée du zoom sur les fesses de la femme.

"D'accord, dit-il.

— D'accord pour que j'écrive une autre pub ?

— D'accord, on tourne à Agra."

Le sourire de Dhruv reparut sur son visage. Il sirota son café. Celui-ci contenait trop de lait et de sucre et manquait un peu de rhum pour le relever. Il l'avala en une grande gorgée et quitta le bureau du client. Dehors, la chaleur battait son plein. Dhruv chercha sa voiture dans le parking. Les automobiles étaient impassibles, le ciel aussi. Des nuages voguaient à l'horizon et il pensa à Anjolie. Elle doit se tenir sur une jambe sur son balcon. Ou alors elle est assise en lotus et se peint les orteils. À moins que, pensa-t-il en tournant la clé de contact, elle soit en train de saluer le soleil de l'après-midi. Son excentrique petite amie avait le don de le faire sourire.

Oui, c'est ça, songea-t-il, elle est ma petite amie. Et son sourire s'amplifia d'un côté de son visage, révélant une bouche totalement asymétrique à un passant.

À Gemini Circle, Dhruv prit à droite, dans Cathedral Road ; il passa devant le Woodlands et le collège Stella Maris. Partout, ce n'était que voitures et filles. S'il y avait moins de voitures et plus de filles, songea-t-il, sourire jusqu'aux oreilles, que le monde serait beau. Une fille vêtue d'une robe à fleurs se faufila dans l'espace de quelques centimètres entre sa voiture et celle de devant. Une fille des rues avec un bébé dans les bras tapota à la vitre et tendit ses petites mains brunes. En essayant de nettoyer son pare-brise, un petit garçon en short marron déchiré le salissait encore plus à chaque mouvement. Dhruv abaissa la vitre et mit quelques pièces dans la paume de la petite et lorsque le gamin s'approcha en courant, il lui donna son sandwich.

Il avait le même âge lorsque son père avait quitté la maison. "Allons prendre l'air", lui avait dit sa mère, ce soir inhabituellement nuageux ; elle l'avait emmené dans les jardins de la Société théosophique. "Ce banyan est une greffe du banyan sous lequel le Bouddha a atteint l'illumination, lui avait-elle chuchoté, en regardant les racines aériennes de l'arbre. Tu le seras donc aussi."

Que la cause en fût ce banyan ce jour-là, ou les méga-joints qu'il avait fumés dans les bois du campus de l'IIT où il faisait ses études d'ingénieur, Dhruv s'était toujours senti illuminé.

Tout avait commencé le jour de son treizième anniversaire lorsqu'en rentrant de l'école il avait trouvé sur le pas de la porte un colis posté de Düsseldorf. Il était tout excité car il savait qu'il venait de son cousin beaucoup plus âgé qu'il adorait. Ce dernier ne l'avait vu qu'une fois quand il avait six ans, lors de l'unique voyage de Dhruv en Allemagne, et, sept années plus tard, il se souvenait encore de la date de son anniversaire.

En fait, il n'avait aucune idée de la date en question. C'était pendant le dîner d'anniversaire de sa petite amie, au restaurant Chanakya India de la Koenigsallee, qu'il avait pensé à lui. Il avait trouvé un air de rock star psychédélique en herbe à son petit-cousin indien en train d'interpréter des chants de Noël. Je me demande comment il va, *der bubi*, avait songé

Hans en mordant dans son poulet épicé ; et il avait décidé de lui envoyer un cadeau.

Dhruv prit le colis dans ses bras. On aurait dit qu'il contenait un magazine. Ce doit être *National Geographic*. Il rêvait souvent que quelqu'un l'abonne à vie à *National Geographic* et de trouver chaque mois le magazine jaune canari sur le pas de la porte. (L'année suivante, il rêverait d'un abonnement à vie à *Playboy*.) Il ouvrit le paquet. Il contenait des disques d'un groupe portant le nom de Velvet Underground.

Pour t'éclater la tête. Je t'embrasse, Hans.

Ce qui l'éclata fut "Le Cadeau" dans le cadeau*. Long de plus de huit minutes, le morceau était mixé de telle sorte qu'une histoire sortait par le haut-parleur de gauche et un rock instrumental par celui de droite. Le week-end suivant, chez son père, Dhruv lui fit savoir qu'il voulait écrire des chansons. Son père lui offrit sa première guitare. Pendant la semaine, chez sa mère, il grattait des airs connus, qu'il jouait à son père le week-end. Il ne comprenait pas pourquoi ses parents étaient séparés. Ils faisaient toujours les mots croisés ensemble. À quoi était due cette sorte de virgule entre eux ?

Des années plus tard, sa mère lui confierait : "La flamme s'est éteinte, nous avons cessé d'avoir des rapports sexuels."

Ce jour-là, il prit la résolution de ne jamais se séparer d'une fille qu'il aurait aimée puis épousée, sous prétexte qu'ils arrêteraient de faire l'amour.

* Le morceau phare de l'album *White Light/White Heat* a pour titre *Gift*, "cadeau".

Tulsi et lui n'avaient plus de rapports sexuels depuis plusieurs mois. Elle ne voulait plus essayer de faire un bébé dorénavant. “Terminé, disait-elle quand il tentait de l'embrasser, la prochaine fois qu'on fera l'amour ce sera parce que ça nous démangera trop.”

Le sexe ne lui manquait pas, avec sa femme en tout cas. Avec Anjolie, c'était autre chose : il la voyait tous les jours et ça *les* démangeait.

*

J'ai croisé Tulsi au supermarché. J'étais en train d'empiler haricots et carottes dans un sac en plastique quand je l'ai repérée en train de choisir une pomme rouge parfaite, une banane dodue et deux oranges à l'écorce éclatante. Je n'avais jamais vu quelqu'un choisir des pommes avec un tel soin, et ce n'est qu'après m'être approchée pour lui dire bonjour que j'en compris la raison.

“Docteur ! Quelle surprise de vous voir ici !

— Il faut bien que je fasse mon marché ! Je vois que vous prenez grand soin du vôtre.

— Oh, ça ! dit-elle en riant. C'est pour un tableau. En général, c'est Dhruv qui fait les courses.

— Vous avez de la chance, quelle barbe !

— Il dit que c'est une activité méditative. Je crois que c'est une excuse pour acheter des cochonneries.”

Je croyais qu'il s'agissait d'une excuse pour rencontrer Anjolie, mais je me gardai bien de le lui dire. Quelques semaines plus tôt, je les avais vus sortir d'un petit restaurant keralais qui sert de la bière sur TTK Road. Ils avaient l'air ivres au beau milieu de l'après-midi, et je ne crois pas que la bière était en cause.

J'ai salué Tulsi et continué à faire mes courses. Je me suis demandé comment elle réagirait lorsqu'elle apprendrait au sujet d'Anjolie. Serait-elle blessée ou furieuse ? Quitterait-elle Dhruv ? Se dirait-elle que ce n'était qu'une histoire de sexe et lui pardonnerait-elle ? Ou bien le fait de l'avoir surpris dans les bras d'une femme superbe le rendrait-il plus désirable que jamais à ses yeux ?

Tulsi se dirigea d'un pas tranquille et sautillant vers la caisse avec son panier de fruits. Elle fredonna une chanson douce en payant, puis disparut par les portes vitrées du supermarché.

*

Rodin était mort depuis plus de quatre-vingts ans. Kundera avait un peu moins de quatre-vingts ans. En 1970, quand son œuvre fut interdite en Tchécoslovaquie, Kundera en fut réduit à écrire une rubrique astronomique sous un nom d'emprunt. Comme un artiste travaillant dans la publicité, songea Tulsi, assise dans son box rouge et blanc, au cinquième étage d'un immeuble de bureaux sur Mount Road.

Elle relut le dossier concernant le shampoing à l'hibiscus. Elle lut le nom des ingrédients sur la bouteille. Sulfate de magnésium, thiosulfate de sodium, oléfine sulfonate de sodium, citrate de sodium, benzoate de sodium, sulfate alkylique de sodium, sulfonate alkylique de benzène, chlorure de sodium, parfum, eau. Où était l'hibiscus ?

Les fleurs écarlates en forme de trompette étaient peintes sur la bouteille, accompagnées du nom de la marque et d'un mannequin aux scintillants cheveux noirs. Il sentait comme une bougie aromatisée. Elle observa Mount Road de la fenêtre. Bus, rickshaws, voitures et gens, gens, gens, s'évanouissaient lentement dans la lumière faiblissante de cette fin d'octobre. Le soleil était déjà en train de se coucher et les lampadaires fluorescents ne marchaient pas encore. À l'intérieur, le calme régnait et l'air confiné des climatiseurs pénétrait par les pores de sa peau.

Un prospecteur de marché barbu entra chez Creative et vint s'asseoir à côté de Paul, le jeune rédacteur à la tignasse bouclée.

"Ton public cible porte des saris synthétiques et utilise du talc", dit-il.

Tara se recroquevilla sur son siège. Elle se mettait du talc, finement saupoudré sur son rond visage pour que personne ne s'en doute. "Ça éloigne la graisse, avait-elle confié à Tulsi dans les toilettes des femmes, un après-midi, et ça rend ma peau un brin plus claire."

"Ton public cible mange des *tiffin** au dîner : *idli*, *dosa*, *upma*, *pongal*", poursuivit-il.

Personne ne se recroquevilla sur sa chaise. Tous bénéficiaient d'un repas copieux et varié le soir, après avoir pris quelques bières.

"J'ai un petit creux, dit un directeur artistique en levant les yeux de son travail en cours, si on commandait quelques mini-*idli* chez Saravana Bhavan ?

— Ton public cible essayera n'importe quelle crème éclaircissante qui débarque sur le marché à moitié prix."

Paul dit qu'il avait besoin d'aller pisser.

"Ton public cible achètera un sachet de crème éclaircissante pour deux fois le prix, sans réaliser

* Les *tiffin* sont des en-cas faciles à préparer et bon marché, à base de riz, de céréales et de lentilles, comme les quatre cités ici.

qu'il dépense en fait sacrément plus qu'en achetant un tube.

— C'est ce marché-là qu'on doit exploiter", dit-il pour conclure, d'un sourire satisfait.

Paul crut qu'il allait exploser.

Pauvre public cible, pensa Tulsi, qui porte des saris synthétiques imprimés pour faire des économies puis fait des folies sur des sachets de crème éclaircissante ! Subitement, elle se sentit claustrophobe. Elle se rendit sur la terrasse pour respirer. Il faisait bon et il y avait quelques coins ombragés, mais pas un brin de vent. Elle alluma une cigarette et pensa à la vie d'avant. Comment était-ce quand les marques n'existaient pas, quand Nike était une déesse et Coke un combustible ?

Tout à coup, le vent arriva sur son visage. Il était partout – dans les arbres, dans sa jupe et dans ses poumons dilatés. Elle se sentit plus forte et plus féminine. Ses cheveux flottaient. Longtemps courts, ils étaient dorénavant longs et bouclaient. Mes cheveux ont de l'énergie, finalement, pensa-t-elle. Il a fallu que je les laisse pousser pour m'en rendre compte.

Son portable sonna. C'était Dhruv qui lui rappelait qu'il partait pour Agra ce soir.

"Tu seras à la maison avant que je m'en aille ?

— Il faut que j'en finisse avec cette pub hibiscus.

— Je t'ai préparé à dîner, chérie, donc termine, rentre et détends-toi.

— C'est gentil de ta part, Dhruv. Tu pars pour combien de temps ?

— Quelques jours. Le planning est dingue, donc ne t'attends pas à ce que je te téléphone.

— Tu vas voir le Taj Mahal ?

— On filme devant le Taj, baby."

Pense à moi quand tu y seras, eut-elle envie d'ajouter. Elle dit au revoir et raccrocha. Agra était une ville au charme désuet. Il y ferait frais en octobre, alors qu'ici on était encore dans l'attente de la mousson pour rafraîchir le sol. Les ruelles sinueuses et les vieilles bâtisses rouges lui revinrent en mémoire. Elle se rappela avoir posé devant le Taj avec sa famille, enfant. Un jour, quand elle serait bien grande, elle irait là avec son homme, avait-elle imaginé alors, et elle lui mettrait le bras autour du cou.

Tulsi était debout sur la terrasse du bâtiment de cinq étages et sous la première étoile à éclairer le ciel. C'était une touche d'argent, un scintillement d'espoir dans un ciel assombri. Accoudée au parapet, elle observa le panorama urbain de Chennaï. La vie est ailleurs, songea-t-elle.

La vie était toujours ailleurs. Une fois, elle avait pensé qu'elle se trouvait sur une place de marché d'un numéro du *National Geographic* ; une autre, qu'elle était entre les mains des Berlinois quand le mur était tombé ; et lorsqu'elle était allée à Paris pour son voyage de noces, elle l'avait vue dans les allées du cimetière où se trouvaient les tombes de Jim Morrison et d'Oscar Wilde. Elle s'était sûrement trouvée sur les murs de la Sorbonne en Mai 68, la vie, mais elle n'était jamais ici. Impossible de dire : ça y est, je l'ai attrapée, je la tiens, ici, dans ma main.

L'immeuble voisin avec ses fenêtres en verre dépoli et sa couleur marron chocolaté faisait sept étages ; au cinquième, une lumière jaune pâle dessinait des motifs sur la vitre. La vie est dans cette pièce, pensa Tulsi. Elle remarqua un lent et régulier mouvement, comme si un couple faisait l'amour à l'intérieur. Mais, quelques instants plus tard, en regardant la vitre à nouveau, elle réalisa qu'il s'agissait des feuilles d'une plante sur le rebord de la fenêtre. Elles voletaient. La vie qu'elle avait cru saisir entre les quatre murs d'une pièce se trouvait dans les feuilles d'une plante, enfermée dans un pot.

Il lui restait une heure pour régler son compte à cette pub. Elle retourna au bureau et s'assit devant son ordinateur. Elle tapa le mot "shampoing". Un film portait ce titre, et des vidéos se proposaient de vous apprendre à vous shampouiner. Elle rechercha les mots les plus recherchés sur Internet. Pour la lettre "A", c'était amour et aventure. Pour le "K", c'était JFK. Et pour le "T", travail. Elle googla d'autres mots. Elle googla "Google". Elle lut que le nom "Google" avait pour origine une fréquente orthographe erronée de *googol*, qui représente le nombre "1" suivi de cent zéros.

Comme tu le sais, il doit y avoir *googol* façons de faire cette foutue pub, se dit-elle, mais je ne vais même pas en chercher une. Elle regarda autour d'elle. Un rédacteur, assis à son bureau, sifflait bruyamment. Un directeur artistique, crayon derrière l'oreille, fixait le mur devant lui.

Elle déambula dans l'agence. Un chargé de budget avait écrit quelque chose sur son panneau d'affichage. *Règle d'action primordiale : ne jamais faire une chose que quelqu'un d'autre peut faire à votre place.* Déclaration honnête pour un chargé de budget, jugea-t-elle.

La vie, c'est ce qui vous arrive quand vous êtes occupé à imaginer d'autres choses, avait écrit au marqueur noir sur son tableau le média-planneur.

Tulsi retourna d'un pas nonchalant à son ordinateur et créa un nouveau fichier Word. Elle le nomma

"*Googol* manières de vivre sa vie" et rédigea sa lettre de démission.

Un trou noir super-massif mettra googol *années à s'évaporer*, commença-t-elle, *mais je n'ai que cinquante années de plus à vivre.* Sa lettre achevée, elle l'adressa par mail à la tête créative qui était assise à moins d'un mètre. Elle arrêta son ordinateur et quitta le bureau. Dans le passé, lorsqu'elle s'imaginait quitter le monde de la publicité, elle se voyait claquant son calepin, posant son crayon et prenant la porte. C'était ce que Dhruv avait fait. Mais il y avait dorénavant des ordinateurs, Internet et *googol* façons de vivre.

*

Anjolie noua un soutien-gorge sans bretelles autour de deux strings et lança le tout dans le sac de voyage à fermeture éclair grand ouvert sur le sol. Elle commençait toujours par les sous-vêtements, quand elle faisait ses bagages ; parce que c'était ce qu'elle mettait en premier, raisonnait-elle. Elle plia deux jeans, deux hauts à manches longues et un pull bien chaud. Elle enveloppa ses sandales Osho dans un journal et les glissa dans le sac. Elle était prête.

Elle retrouverait Dhruv dans moins de deux heures et ils partiraient pour Agra comme des jeunes mariés en lune de miel. Dhruv avait pris soin de leur réserver des places sur un vol distinct de celui du reste de l'équipe. "Pour qu'on puisse se prendre la main", avait-il dit, aux anges. Soudain, elle se sentit jeune, excitée et coupable à la fois. Elle se dit qu'elle ne faisait rien de mal. Après tout, c'était un tournage normal ; elle était le mannequin ; lui, l'auteur, et ils allaient faire une pub pour une marque de jeans.

Elle laissa un mot à son mari. *Tu vas me manquer*, griffonna-t-elle au dos d'une enveloppe qu'elle laissa sur la table de la salle à manger.

Elle détestait mentir.

Quelque chose lui disait que sa vie allait changer pour de bon. Elle avait un sixième sens au sujet de l'avenir, qu'elle attribuait à vingt-cinq ans de yoga, un effet secondaire de la méditation.

Une partie d'elle-même voulait tout arrêter, prendre la fuite et ne plus jamais revoir Dhruv, mais ce n'était pas possible. Elle avait signé un contrat avec l'agence et le tournage commençait le lendemain matin. Ils travailleraient toute la journée mais leurs soirées seraient libres et Dhruv et elle auraient tout le loisir d'explorer Agra, et de s'explorer mutuellement. C'était cela qui l'inquiétait.

Elle s'enveloppa d'un châle cachemiri, enfila un pantalon de lin noir fraîchement repassé, saisit son sac et dévala l'escalier. Un taxi l'attendait dans la rue. Dans vingt minutes, elle serait à l'aéroport, prête à tomber dans les bras de Dhruv. Mais elle avait peur. Elle avait peur qu'advienne quelque chose, quelque chose d'inconnu.

Que vais-je faire que je n'aie pas déjà fait, se demanda-t-elle ? Elle s'était déjà donnée, corps et âme. Elle avait pleuré en faisant l'amour, et en faisant le lit, ensuite. Et chaque fois qu'ils faisaient l'amour, elle changeait les draps, recouvrant le matelas coupable d'un tissu propre.

Elle fut prise de crampes d'estomac. Elle secoua la tête. Je vais gâcher mon voyage avant même qu'il n'ait commencé. Bon, je vais laisser cette pensée ici et m'en occuperai au retour, décida-t-elle, puis elle regarda par la fenêtre. Tout ralentit ; le taxi s'arrêta à un feu derrière une file de voitures à la hauteur de Guindy. Sur le bas-côté, des femmes faisaient la queue avec leurs pots en plastique autour d'une pompe à eau. Elle fut frappée par la vivacité des couleurs : le rose, le violet clinquant et le vert fluorescent. Debout, sans broncher, les femmes attendaient leur tour. Et lorsqu'enfin elles pompaient l'eau dans leurs pots flamboyants, les soulevaient, les posaient sur leur hanche et les portaient avec élégance, on aurait dit qu'elles emmenaient leur bébé à la foire. Les pots semblaient vivants dans la rue – à la différence de ceux, tout neufs, qui avaient été disposés derrière la baie vitrée du Park Hotel –, comme si chacun avait sa propre histoire, une histoire aigre-douce faite de sang, de sueur et de plastique. Le taxi démarra. Les pots disparurent du champ. Bientôt, elle serait dans les airs et ses crampes disparaîtraient, comme la ville au-dessous, et elle traverserait le pays en direction du paradis. Et quand Dhruv l'entourerait de son bras, elle sentirait le poids de son corps sur le sien et se sentirait lourde, insupportablement lourde, et pleine de vie.

*

Tulsi avait quitté le bureau. Elle regardait passer les bus sur Mount Road avec leurs passagers accrochés aux portes. Pour la première fois depuis des années, elle se sentait libre. Elle avait commencé à travailler à dix-neuf ans, faisant cadeau de ses meilleures années à la publicité ; maintenant, elle était libre.

Soudain, elle fut prise du désir irrépressible d'aller à Marina Beach. Elle s'y rendait souvent avec son frère et ses cousins quand elle était petite ; une fois, il y avait longtemps, elle était montée dans le phare et avait regardé la mer de là-haut. Le phare l'impressionnait par sa taille, à l'époque. Maintenant, c'était différent, elle était une grande fille.

Elle appela ses amis pour leur proposer un petit plan plage, mais Marina Beach ne les enthousiasma guère.

"Tu es folle ou quoi, lui dit Kavita, il y a un monde fou. Prenons la route de la côte plutôt.

— Allez, on mangera du maïs au citron et du *sundal**", implora Tulsi.

Ils se retrouvèrent donc à cinq, deux garçons et trois filles, ses meilleurs amis de lycée.

En atteignant la plage, elle constata que le phare avait rapetissé et la population explosé. Le *sundal* avait une allure suspecte et le maïs était sec. Ils marchèrent sur la longue bande de sable qui les séparait de la mer et firent face à l'océan. L'eau se brumisait sur leurs visages. Ils dessinèrent des têtes sur le sable, aussitôt effacées par les vagues.

Un petit garçon s'approcha pour leur proposer des ballons, les amis de Tulsi l'envoyèrent balader. "Est-ce qu'on a l'air de jouer au ballon ?" demanda Sanjay. Tulsi courut après le gamin et lui acheta cinq ballons colorés pour dix roupies. Elle en offrit un à chacun.

"Ceci pour vous rappeler que nous sommes encore jeunes et libres.

— Je suis libre, moi, chérie, dit Kavita, qui était toujours célibataire. Dois-je te rappeler que tu ne l'es pas, *Frau* Schumacher ?"

* Pois chiches, auxquels on ajoute de la mangue, du gingembre, de la noix de coco, des feuilles de curry et du jus de citron, vendus en cornets à Marina Beach, l'été.

Cela n'amusa pas Tulsi. Elle regardait les vagues, imaginant deux ballons aux couleurs vives liés l'un à l'autre pour la vie, un pour elle et un pour Dhruv, volant au-dessus de l'océan, jusqu'au ciel.

13

Aujourd'hui, c'est Diwali – le Noël indien, comme me l'avait dit un ami anglais lorsque j'habitais Londres et que je guettais dans le ciel d'octobre des feux d'artifice et des formes étincelantes. Je me réveille dans la cacophonie, me douche et efface le demi-million de messages qui ont envahi mon portable. Ma mère est la première à m'appeler, à six heures du matin.

"Joyeux Diwali. *Udambukku onnum illamaririkiyono?*"

Ce qui signifie littéralement : j'espère que tu n'as rien dans ton corps.

"Je suis nue, maman, comment as-tu deviné ?" dis-je pour la taquiner.

Mais elle veut dire : j'espère que tu n'as pas de maladie dans ton corps. Lors de son dernier appel, j'avais trente-neuf de fièvre et me rendais à la clinique avec du paracétamol plein les poches.

"Je vais bien, maman, poursuis-je, et elle embraye sur les collègues de ma sœur.

— Astucieux, ce garçon, ne cesse-t-elle de répéter. Il ressemble à Kamal Hassan.

— Dans quel film ? demandé-je. Il est différent chaque fois.

— Arrête de faire l'idiote", dit-elle, avant de passer l'appareil à mon père, terriblement excité par un match de cricket qu'il a vu sur grand écran.

J'ai une conversation d'une demi-heure avec Maya, qui se lance dans une énumération des raisons qui devraient m'amener à venir en vacances à Sunnydale et passer mes après-midi assise dans son jardinet à manger des myrtilles.

Ma famille me manque. Je me rappelle ma grand-mère nous réveillant à quatre heures du matin pour Diwali et nous massant la tête avec de l'huile de sésame. Nous sautions du lit, les yeux troubles, mais enthousiastes, impatientes de porter nos nouvelles *pavadai** et d'allumer des pétards. Une fois, Maya avait posé une bombe atomique sur le rebord de notre fenêtre pour me faire peur. Elle avait retiré le papier de la mèche, l'avait allumée et lancée avant qu'elle n'explose, tandis que je priais pour sa vie et me distrayais avec des cierges magiques.

Pas de rendez-vous aujourd'hui, ni d'intervention chirurgicale. La clinique fonctionne avec deux infirmières chrétiennes et un planton musulman qui fait également office de réceptionniste. Le reste du personnel est chez lui pour fêter Diwali avec les siens. L'air est chargé de fumées nocives, je sors et retiens ma respiration ; on se croirait un jour de brouillard à Delhi. J'ai dix-huit ans, un paquet de rêves en tête sur Connaught Place. Shanti, ma plus proche amie, venue avec moi de la lointaine Madras, est à côté de moi. Debout sur l'invisible trottoir, nous n'arrivons pas à en croire nos yeux. Un paradis avec phares, dit

* Longue jupe conique traditionnelle de l'Inde du Sud, généralement en soie, offerte aux filles à l'occasion de Diwali.

Shanti. Et en effet, les lumières ouatées des véhicules qui tournent autour de la place dans un halo de brume évoquent le paradis.

Une série d'explosions me sort de ma rêverie. Mon voisin a allumé un pétard mitraillette dans la rue. Je rentre chez moi et ferme la porte. Il y a une grosse boîte non entamée par terre, remplie de pétards. En les voyant, je pense aux enfants de Sivakasi qui les ont fabriqués, assis en tailleur, remplissant les cylindres de poudre avec leurs petites mains. Ont-*ils* eu droit à des pétards gratuits pour Diwali ?

Sid me manque. La dernière fois qu'il a appelé, j'étais en salle d'opération ; en rappelant le numéro, je suis tombée sur une cabine de Rio de Janeiro. Parfois je me demande si je me raconte des histoires en croyant que j'ai une relation. J'entre dans ma chambre et m'assieds près de la fenêtre. Je regarde les photos de Sid et moi à la plage. J'ouvre un fichier Word et suspends mes mains au-dessus du clavier. Une nouvelle fois, mon écrivain voyageur voyage et me laisse la charge de l'écriture. Sait-il que c'est Diwali, aujourd'hui, en Inde ?

J'ouvre la fenêtre et l'air enfumé pénètre mes narines. Au loin, une fusée décolle d'une bouteille vide. J'aimerais pouvoir en faire autant. Mais j'aurais besoin d'un combustible plus puissant que de la poudre tassée par des petites mains pour me décoller d'ici et m'envoyer au ciel.

*

Ce n'était pas spontané.

Elles avaient déjà parlé de s'embrasser sur la bouche. C'était après avoir regardé *Belle de jour* qu'elles l'avaient finalement fait. Zubeida en avait eu l'idée, bien sûr, mais ce fut Seema qui en prit l'initiative. Elle approcha son visage de celui de Zubeida et ferma les yeux. Zubeida prit la tête de Seema dans ses mains potelées et posa ses douces lèvres contre les siennes. Lorsque Zubeida eut ouvert la bouche, Seema ne mit pas longtemps à goûter sa langue et à explorer les profondeurs de sa délicieuse cavité.

Et donc elles s'embrassèrent, Zubeida les yeux ouverts, Seema les yeux fermés. Ce fut comme boire de l'eau après une longue journée au soleil. Cela humidifia leurs lèvres et assouvit leur soif. Ce fut aguichant, profond, et prolongé. Le plus merveilleux baiser de leur existence, pour toujours.

Il n'y en aurait pas d'autre.

Lorsqu'il fut terminé, elles pouffèrent de rire. Le petit dernier de Zubeida se réveilla de sa sieste, Zubeida le prit dans ses bras et courut chez elle préparer des *dosa* aux œufs pour les garçons, qui allaient rentrer de l'école. Ses joues étaient en feu, ses lèvres étaient rouges et légèrement enflées et ses yeux luisaient comme des lucioles. Elle n'avait jamais éprouvé un tel plaisir à faire des *dosa*.

En regardant par la fenêtre, elle vit les garçons qui approchaient avec leurs énormes cartables sur le dos. C'est incroyable ce qu'ils portent, pensa-t-elle, et le plus vieux n'a pas neuf ans. Le troisième, derrière ses frères, juste trois ans, fait peine à voir avec son énorme sac. Pauvres chéris. Leurs cartables sont plus grands qu'eux et je ne m'en rends compte que maintenant.

Elle ouvrit la porte ; ils se précipitèrent et jetèrent leurs sacs sur le sol en mosaïque taché. Elle leur servit leurs *dosa* avec du curry de mouton et les regarda manger. L'aîné, Nabil, sortit une tablette de chocolat de sa poche qu'il partagea en quatre petites parts. Il les distribua à ses trois frères et avala la dernière. Zubeida le regarda, les larmes lui montèrent aux yeux.

"Désolé, m'man, dit-il. Ne pleure pas ! Je ne savais pas que toi aussi, tu aimais le chocolat !

— Non, mon amour. Je n'aime pas ça. C'est moi qui ne savais pas que *tu* aimais le chocolat, que tu le rapportais de l'école pour le partager avec tes petits frères."

On sonna à la porte. Seema entra avec un bol de *firni**.

"Aujourd'hui est un jour spécial", dit-elle en déposant le bol sur la table de la salle à manger.

Zubeida alla dans la cuisine pour rapporter des coupes et les enfants prirent place autour de la table. Zubeida plaça le dernier, qui avait près de deux ans, sur une chaise surmontée de deux coussins ; il trempa sa cuiller dans le *firni* qu'il lapa bruyamment. Nabil finit sa coupe et remercia Seema. Quand les garçons eurent terminé, Seema lança un regard scintillant à Zubeida.

"Ça m'aidera à tenir le coup, dit-elle.

— Moi aussi, Seem. Qu'est-ce qu'on regarde demain ?

— *La vie est belle.*

— Pas de doute", dit Zubeida en lui adressant un sourire radieux.

Seema partie, Zubeida regarda des dessins animés de *Mr Bean* avec les enfants. Lorsque le programme

* Dessert de l'Inde du Nord à base de lait et de riz, agrémenté de pistaches et de cardamome.

fut terminé, Nabil se livra à une imitation pour ses jeunes frères. Zubeida rit. Elle n'avait pas réalisé combien son fils était talentueux. Elle n'avait pas réalisé beaucoup de choses.

Pendant que les plus jeunes jouaient à cache-cache, Nabil s'attabla pour faire ses devoirs de sciences. Zubeida essuya la table, s'assit à côté de lui et s'intéressa au manuel. Elle se revoyait dans le laboratoire de chimie, lors de son dernier jour d'école. L'odeur de sulfate d'hydrogène dans une éprouvette lui remontait dans les narines, mais ce n'était pas une odeur d'œufs pourris. C'était une odeur masculine. Ça sentait ce que Sandeep devait sentir maintenant, songea-t-elle, pas comme son mari, le mouton et la sueur. Si elle croisait Sandeep aujourd'hui au coin de la rue, pas sûr qu'elle le reconnaisse. Porterait-il la moustache ? La barbe ? Il serait rasé de près, décida-t-elle, comme un mannequin dans une publicité pour parfum.

Cette pensée s'accompagna d'effluves d'ambre et de menthe poivrée, puis, soudain, l'odeur d'œufs pourris revint dans son petit appartement du quartier de Triplicane aux fenêtres vert bouteille et aux murs craquelés.

Nabil termina ses devoirs et retrouva ses copains du quartier pour jouer au cricket. Ils dessinèrent des piquets sur le mur de béton. J'aimerais pouvoir leur acheter une nouvelle batte et une vraie balle de cricket, pensa Zubeida. Elle alla à la cuisine, se servit de curry de mouton, termina la *dosa* grasse qui restait et se lécha les doigts. Ses ongles brillaient, leur vernis rouge reflétait la lumière de la fenêtre. Dans ses ongles scintillants, Zubeida vit les garçons jouer au cricket avec une scintillante boule rouge.

*

Lorsque Zubeida vint me voir à sept heures ce soir-là, elle arborait un air coupable. Elle n'est pas supposée se trouver ici, me dis-je.

"Docteur, cela fait une heure que j'attends de vous voir, il ne me reste plus de temps. Mustafa ne sait pas que je suis ici.

— Que se passe-t-il ? demandai-je avec anxiété.

— Pouvez-vous me donner des pilules contraceptives ?"

Je poussai un soupir de soulagement. Pendant quelques instants j'avais eu peur pour elle, peur qu'elle ait des ennuis. Je lui écrivis une ordonnance et commençai à lui expliquer comment procéder.

"Entamez la plaquette le premier jour des règles…

— Docteur, il faut que vous me les donniez. Je ne peux pas aller dans une pharmacie les acheter. C'est interdit par ma religion. Si Mustafa l'apprenait…

— D'accord, dis-je. Je dois avoir quelques boîtes d'échantillons. Je vais vous les donner."

Je fouillai dans le tiroir. Tout ce que je pus trouver fut des pochettes du miraculeux médicament qui avait changé la vie des femmes du monde entier. Quand la Food and Drug Administration américaine annonça que l'Enovid, un médicament utilisé depuis plusieurs années dans le traitement des menstrues irrégulières, était sans danger en tant que contraceptif oral, des millions de femmes se virent offrir la liberté d'un choix dont elles ne disposaient pas auparavant. Cinquante ans plus tard, il s'en trouvait encore n'ayant pas accès à ce choix fondamental.

"Je reviendrai en prendre d'autres, dit-elle en courant vers la porte. Et merci, docteur, merci !"

C'est ainsi que j'ai commencé à voir Zubeida régulièrement. Elle passait tous les deux mois prendre ses pilules et nous discutions. Elle les cachait dans une boîte à la cuisine et les prenait le soir en faisant la vaisselle. C'en était fini de l'obsession d'avoir une fille. Ses quatre beaux garçons qui grandissaient à vue d'œil lui suffisaient.

Son mari l'avait autorisée à suivre des cours d'ordinateur dans sa rue. Le professeur était une femme, lui assura-t-elle. Elle découvrit le World Wide Web. "J'en avais entendu parler, mais maintenant je l'ai vu", dit-elle, enthousiaste. D'ici peu, ils feraient l'acquisition d'un ordinateur, d'occasion. "Ensuite, je naviguerai à travers le monde."

*

Megha observait la carte du monde dans le manuel de géographie de sa fille. L'Afrique ressemblait à un cornet de glace. Elle s'imaginait croquant dans la boule au parfum arc-en-ciel. Après le Maroc, elle s'apprêtait à planter ses dents dans l'Algérie et la Libye.

"Maman, dit Barkha, interrompant le fil de ses pensées, quand je serai grande, je voudrais être explorateur."

Elle se demanda combien gagnait un explorateur et qui payait leurs expéditions. Et ce qu'ils pouvaient bien explorer. Il valait mieux être programmeur. Il y avait des milliers d'offres d'emploi de programmeur et elle connaissait même des noms de sociétés fabriquant des logiciels, Wipro, Infosys, Microsoft.

"Qu'est-ce que tu voulais être quand tu étais petite ? demanda Barkha en la regardant de ses grands yeux marron.

— Ta mère.
— Et celle de Bijli et Titli, ajouta Barkha.
— Et celle de Bijli et Titli.
— Et de personne d'autre!
— Et de personne d'autre!"

Oui, se dit Megha à part soi, il faut que j'assure à mes filles une éducation qui leur permette de se libérer du cycle de l'esclavage : *dot, mariage, travail, naissance. Dot, mariage, travail, accouchement.*

"Regarde, maman! Il y a un pays qui s'appelle Kiribati, dit Barkha en riant.

— On dirait que ça se mange! dit Megha, plissant les yeux pour repérer le petit archipel perdu dans le Pacifique.

— Maman, pourquoi c'est tout le temps toi qui fais la cuisine pour tout le monde? *Chachi* et *dadi** ne vont jamais à la cuisine. C'est tellement bien quand tu t'assieds à côté de moi pendant que je fais mes devoirs."

C'est tellement bien quand je m'assieds à côté de toi. C'est tellement bien quand je m'assieds tout court, pensa Megha, dont tous les muscles lui faisaient mal. Il faudrait bientôt qu'elle aille mijoter des petits plats. Elle prit sa dernière, Titli, dans ses bras et l'emmena au rez-de-chaussée pour lui donner à dîner. Son mari entrait à l'instant, elle posa donc l'enfant pour aller préparer du thé. Soudain, ses yeux s'emplirent de larmes. Elle fit chauffer le thé pendant ce qui lui sembla des heures, fit griller quelques amandes qu'elle disposa dans un bol et apporta le tout dans le salon. Le thé était bouillant.

* Respectivement : l'épouse de l'oncle paternel cadet et la grand-mère paternelle.

Je le verserais bien sur quelqu'un, pensa-t-elle soudain. Mais sur qui ?

Et elle le fit ; sans y réfléchir à deux fois, elle renversa le pot de thé sur elle-même, s'ébouillantant les mains, le ventre et les cuisses. Ses brûlures et ses écorchures nécessiteraient une semaine de repos au lit sous pansements, à côté de sa petite Barkha en train de faire ses devoirs. Et quelqu'un devrait s'occuper de la cuisine.

*

Une autre année touchait à sa fin. Un autre calendrier allait être décroché du mur et jeté à la poubelle. Cela faisait quatre ans que j'étais retournée à Madras et il s'était passé à la fois beaucoup et peu de choses. Alors que Zubeida prenait la vie à pleines mains, Megha se débattait encore dans ses difficultés. Tulsi et Anjolie effectuaient leur révolution, telles des planètes autour du même soleil. Sid était parti depuis si longtemps que j'avais l'impression d'être aussi seule que ce Jour de l'an où je m'étais trouvée dans l'aéroport avec un chariot plein de bagages.

Tout cela avait un sens, pensai-je, et cette fois je ne me retrouverais pas enfoncée dans mon siège, en spectateur, dans l'obscurité, comme le jour où Zubeida et Megha ont accouché en même temps ; cette fois, je jouerais mon rôle.

À l'orage qui couvait dans et autour de nos vies, s'en ajoutait un autre, au sens strictement littéral. Des forces colossales accumulées dans les profondeurs de la terre depuis des siècles furent libérées, qui ouvrirent le lit marin et provoquèrent une série de tsunamis dévastateurs autour de l'océan Indien, causant la mort de plus de deux cent mille personnes dans onze pays.

Marina Beach était calme ce dimanche matin-là. Les vacances de Noël venaient de commencer, les enfants jouaient au cricket, les adultes entamaient leur marche du matin et les pêcheurs préparaient leurs filets. Tout à coup, la mer se retira et une vague gargantuesque les fouetta sans avertissement, emportant plus de vies à chacun de ses passages.

Tous les dimanches matin sans exception, j'étais allée à la plage. J'adore la mer et c'est ma façon de me décharger du fardeau d'une longue semaine. Ce jour-là, au moment où je quittais la maison, on m'appela de la clinique. Une jeune femme avec une grossesse extra-utérine non diagnostiquée venait d'être admise avec une rupture des trompes de Fallope et j'ai dû me précipiter pour intervenir d'urgence. Je lui ai sauvé la vie et elle a sauvé la mienne.

Mais je me suis sentie impuissante envers les centaines de personnes qui avaient perdu la vie ou leur logis autour de moi, en majorité dans les villages de pêcheurs de la côte. J'avais du pain sur la planche à la clinique, mais au fur et à mesure des rediffusions d'images à la télévision, des témoignages dans les journaux, sur les sites, dans les maisons, je ne pouvais m'empêcher de m'imaginer à Marina Beach lorsque la mer libéra une vague de plus de trente mètres. Mes cauchemars revinrent et, sans surprise, ils mettaient en scène la mer, tandis que je regardais désespérément autour de moi les gens mourir et leurs corps flotter, tels des bateaux de papier.

SEPT POUR UN SECRET
À NE PAS TRAHIR

14

Je rentre à la maison à dix heures le soir et en pars à six heures le matin en cas d'intervention chirurgicale programmée, ce qui me laisse huit heures pour – dans cet ordre – lire, écrire, manger et dormir. J'ai le privilège de pratiquer une profession que j'aime. J'ai la chance de rencontrer un certain nombre de femmes, d'avoir un aperçu de leur existence et de ce qui se passe dans leur tête, et ne vois pas d'autre métier présentant plus d'intérêt, à l'exception peut-être du chauffeur de rickshaw qui, tout en bénéficiant de la même incursion dans leur vie, les promène dans cette ville incroyablement diverse.

Ma profession comprend psychologie et chirurgie, médecine interne et conseils, dans la même journée. La chirurgie est prise en charge par la partie gauche de mon cerveau ; cet hémisphère logique, séquentiel et analytique effectue automatiquement incisions, résections, ligatures, greffes et sutures, mais c'est à l'hémisphère droit que revient la part intuitive, holistique et subjective.

Intéressons-nous à ce dernier. Zubeida Zainuddin est mère de quatre garçons, Megha Jhunjhunwala, de trois petites filles. Tous mes conseils n'empêcheront pas cette dernière, me dit mon instinct, de revenir dans cette pièce avec un ventre gonflé, un corps affaibli et un taux d'hémoglobine bas. Tulsi s'adonne à l'art, Anjolie à son mari, et quelque chose me dit que je vais être appelée à procéder à une résection, à une greffe et à une suture de leurs blessures psychologiques.

*

Le roi poignarda la reine, qui reposait en sang à côté du valet. Il y avait cinq carreaux, cinq piques et deux cœurs battants.

C'était une suite au roi contre une suite à la reine dans une partie de poker. Dhruv avait le roi et Tulsi la reine. Quand elle vit son roi, elle jeta les cartes sur la table et sortit de la pièce en furie. Elle venait de perdre un million de dollars.

"En amour comme aux cartes, tous les coups sont permis. Tu peux me payer tes dettes en nature, la taquina-t-il en la poursuivant.

— Je ne jouerai plus jamais avec toi ! Tu as une veine de pendu !"

Il la suivit dans la chambre.

Elle s'effondra sur le lit et se mit à pleurer.

"J'ai l'étrange impression que je suis en train de te perdre, dit-elle doucement.

— Tu n'es pas en train de me perdre, idiote, tu perds contre moi. Un million de dollars pour être précis. Quand tu auras vendu tes tableaux à Paris, le mois prochain, tu me rembourseras. Avec intérêts", ajouta-t-il avant de l'embrasser.

Il avait plus que jamais envie de lui faire l'amour et lorsqu'il le ferait, pensa-t-il, sa culpabilité disparaîtrait. En l'embrassant à son tour, malgré la brume produite par ses larmes, elle découvrit le visage de Dhruv. Il est beau comme un dieu, pensa-t-elle ; mon mari ressemble à un dieu vivant et je le repousse depuis trop longtemps. Elle déboutonna le pantalon de Dhruv.

"Où sont les préservatifs à l'orange que tu as eus en échantillon chez ton client ?

— Tu es certaine d'en avoir envie ?

— Oui. Où sont ces préservatifs ?

— Je ne les ai pas.

— Tu ne les as pas ? Mais tu m'avais dit que le client t'en avait donné des dizaines de boîtes ?"

Il venait d'utiliser les deux derniers avec Anjolie le matin même et elle avait plaisanté en disant qu'il sentirait l'orange toute la journée.

"Oui, mais je les ai jetés parce que... parce que j'ai cru qu'ils n'étaient plus bons.

— Quoi ? Les préservatifs ont une durée de validité de quatre ou cinq ans !

— Pourquoi tu t'intéresses tant aux préservatifs tout d'un coup ?

— Parce que je souhaite les utiliser, sans doute.

— L'orange t'excite ?

— Non, crétin, c'est toi qui m'excites, mais je veux utiliser un préservatif."

Le téléphone de Dhruv sonna. Il lut le message, dit qu'il revenait et sortit en hâte.

Il faut que je lui dise que j'ai envie de lui, pensa-t-elle. Il faut aussi que je lui dise que je n'ai pas envie d'être enceinte. Elle savait que la probabilité qu'elle le soit était mince, comme d'avoir une quinte flush au poker. Elle avait fait je ne sais combien de tests de grossesse dans le passé, attendant de voir une seconde ligne mauve apparaître, fermant parfois les yeux pendant trois minutes entières en espérant très fort son apparition, ainsi qu'elle procédait, enfant, pour un arc-en-ciel.

Mais elle avait grandi. Elle ne voulait plus être enceinte, elle voulait adopter une toute petite fille et en parler à Dhruv. Elle avait tant de choses à lui dire. Plus que tout, elle voulait lui dire combien elle l'aimait, mais il n'était plus là.

Il se trouvait dans un autre monde ces derniers temps, un monde où se trouvait quelqu'un d'autre. Elle en était certaine maintenant, à sa façon d'attraper son téléphone et de partir en courant. Qui cela pouvait-il bien être ? En tout cas quelqu'un qui avait quelque chose de fascinant pour que Dhruv soit tombé comme une mouche. Et puis elle se souvint de la femme en robe rouge qu'elle avait rencontrée au concert de jazz et de l'expression sur le visage de Dhruv à ce moment-là. C'était elle.

Tulsi se dévêtit et se tint devant le miroir. Ses épaules étaient sinueuses, son ventre doux et ses jambes musclées. Tous ces joggings finissent par se voir sur mon corps, pensa-t-elle. Et sur mon visage. On dirait qu'il en a vu des kilomètres. Elle n'avait cessé de courir ces dernières années, en quête de son moi, et maintenant qu'elle l'avait enfin trouvé, il était enserré dans les deux dimensions d'un reflet.

Elle se passa les yeux et les joues à la crème antirides. Elle baissa les paupières et les massa lentement. Lorsqu'elle rouvrit les yeux, son visage était radieux, ils scintillaient comme les deux premières étoiles apparues dans le ciel. Elle se toucha les seins ; ils étaient fermes mais doux. Ses tétons réagirent. Elle rejeta ses cheveux derrière ses oreilles, ils descendaient au-delà de ses épaules. Elle était plus belle qu'elle ne l'avait jamais été. On dirait que j'ai fini par rencontrer mon moi, songea-t-elle, à trente-cinq ans.

Ou s'agit-il de mon *autre* moi ?

Elle s'allongea sur le lit et attendit Dhruv. Il semblait s'être écoulé des heures, et toujours aucun signe de lui. Nue, elle regardait le carré blanc du plafond, en essayant de penser à l'autre femme. Dans sa rotation, le ventilateur ressemblait à un cercle translucide. Si elle devait considérer la situation en termes géométriques, elle était une incidence, une ligne contenue dans un plan. L'autre femme aussi ; peut-être avait-elle plus d'influence pour l'instant mais c'était une incidence néanmoins, et toutes deux des coïncidences dans la vie de Dhruv.

Elle regarda sa toile inachevée sur le chevalet. C'était une œuvre cubiste représentant deux femmes dans des marron, gris et noir monochromes, seuls les yeux étaient colorés. Elle les avait morcelées et réassemblées à partir de points de vue multiples, les réduisant sur le plan pictural à des éléments géométriques de base. Il faudrait que l'une des femmes s'élève au-dessus du plan sous la forme d'une ligne ; c'est alors qu'elle prit conscience que c'était *cette* ligne dont elle attendait l'apparition, plus celle de l'arc-en-ciel, et certainement pas celle du test de grossesse. Cette ligne, c'était elle-même.

*

Cela faisait un mois qu'elle était partie pour Agra la peur au ventre, peur qu'elle avait finalement laissée en compagnie de récipients d'eau violets et roses sur le bord de la route menant à l'aéroport. Cela faisait exactement un mois qu'elle avait vu la ligne mauve. Cette ligne qu'elle souhaitait tant voir surgir lorsqu'elle tentait de faire un bébé avec Neel. Anjolie la regardait fixement sur l'écran du test de grossesse, elle avait un autre visage.

Anjolie était certaine que le bébé était de Dhruv. Elle le savait déjà lorsqu'il avait été conçu. C'était lors de leur dernière nuit à Agra ; elle avait l'horrible sentiment que ce serait la dernière, mais il l'avait serrée dans ses bras et lui avait promis que non, qu'ils se reverraient. La nuit précédente, ils avaient fait l'amour jusqu'au matin, elle l'avait appelé sa rock star, lui avait dit que sa groupie lui ferait l'amour où et quand il voudrait, qu'il suffirait qu'il prononce son nom. Il le prononça – et plus d'une fois. Lorsqu'ils finirent par s'endormir, au chant des oiseaux, elle fit ce rêve, ce terrible rêve.

Il est minuit. Elle le sait parce qu'elle entend les douze coups sonner à une horloge. Elle marche sur une route déserte et se demande où cette horloge peut bien se trouver. Elle doit être accrochée à un arbre, décide-t-elle ; après tout, il est facile de planter un clou dans un arbre. Elle part à la recherche de cette horloge et se perd. Tout autour d'elle, des jeunes coqs battent des ailes. Bizarre, très bizarre, pense-t-elle. Vous rencontrerez le prince à minuit douze, dit un des coquelets avant de s'envoler. En cherchant où il est passé, elle voit un homme, torse nu, coiffé d'une couronne rouge rubis. Il est beau et elle découvre que c'est Dhruv. Il la prend dans ses bras ; quand elle le regarde de plus près, elle réalise que ce n'est pas Dhruv. En tout cas pas *son* Dhruv. Ses yeux ne sont pas marron mais vert sale, ses cheveux ne sont pas marron mais orange et, lorsqu'il ouvre la bouche pour l'embrasser, il est édenté.

C'est à ce moment qu'elle s'est réveillée en hurlant. Il l'a serrée dans ses bras, lui a murmuré à l'oreille que tout allait bien, qu'ils avaient encore une nuit à passer ensemble. La vue du visage de Dhruv dans l'obscurité, de ses yeux et de sa touffue chevelure marron, de ses parfaites dents blanches et de son sourire asymétrique la rassura. Elle l'entoura de ses bras et se rendormit. Mais pas pour longtemps car l'aube se levait et il fallait qu'ils tournent des plans dans la lumière du matin.

Lorsqu'ils revinrent le soir, fatigués et courbatus par leurs deux journées de travail et leurs deux nuits d'amour non-stop, ils s'effondrèrent dans les bras l'un de l'autre et firent l'amour à nouveau. Ensuite ils se douchèrent, se partagèrent cinq bières Kingfisher avant d'aller dîner au Zorba the Buddha, où elle prit un gombo au curry et, lui, des cubes de fromage à la sauce au beurre et au piment accompagnés d'une bonne dizaine de galettes de blé complet. Ensuite, ils retournèrent à leur hôtel et se jetèrent au lit. C'était cette nuit-là qu'elle avait conçu. Ils se racontèrent mutuellement leurs multiples tentatives de faire un bébé et supposèrent qu'il était sans risque de faire l'amour une unique fois sans une couche de latex entre eux. Oui, c'était à ce moment-là.

Elle était restée éveillée dans les bras de Dhruv jusqu'à ce que la lumière du petit matin perce à travers les rideaux et vienne caresser sa chevelure de ses rayons. Il dormait avec le sourire aux lèvres et elle pleura. Elle ne le reverrait plus ce sourire au soleil levant. Et puis le réveil sonna, ils prirent leurs sacs et se précipitèrent à l'aéroport. Le chauffeur de taxi, pensant qu'ils étaient des jeunes mariés en lune de miel, ne cessa de leur parler pendant le trajet ; il leur dit que les amoureux qui visitaient le Taj Mahal le restaient pour la vie, comme Shah Jahan et Mumtaz Mahal. Mais Mumtaz Mahal n'était-elle pas morte, laissant Shah Jahan le cœur brisé pour le reste de sa vie ? avait-elle voulu demander.

Elle était maintenant de retour dans son appartement, assise devant son ordinateur portable, en train de lire *Le Monde* en ligne. Elle avorterait et ne reverrait plus jamais Dhruv. À la différence de Mumtaz Mahal, elle ne mourrait pas en enfantant mais en n'enfantant *pas*.

Résolue, elle se déconnecta pour éteindre l'ordinateur. Une mise en garde apparut sur l'écran : "Interrompre une opération peut provoquer des résultats non désirés y compris une perte d'informations et l'instabilité du système. Votre décision est irréversible. Êtes-vous sûr de vouloir quitter ?"

Il n'y avait qu'une alternative : oui ou non.

Deux coups de sonnette rapprochés se firent entendre. C'était la dernière fois qu'elle tintait de cette façon, songea Anjolie avant d'ouvrir. Dhruv entra et la prit dans ses bras.

"Tu gardes le bébé et on recommence tout de zéro.

— Tu es fou. Je sais que tu ne veux pas quitter Tulsi. Je sais que tu l'aimes. Peut-être pas de cette manière, mais je sais que tu l'aimes. Et Neel ?

— C'est insensé. Avec Tulsi, on a tout essayé pour avoir un enfant !

— Et moi pareil avec Neel !"

Ils s'embrassèrent. Elle ne le reverrait plus, décida-t-elle au moment où leurs lèvres fusionnèrent. Son cœur saignerait et elle le laisserait saigner ; ce serait la plus délicate performance de sa vie mais elle endurerait la douleur et atteindrait un autre état de conscience.

Maintenant que la décision était prise, le mieux était d'en finir tout de suite. Elle se répéta les mots de Nietzsche dans sa tête : ce qui ne nous tue pas nous rend plus fort. Elle recollerait les morceaux et la vie repartirait. Peut-être n'était-elle pas amoureuse de Neel, mais elle l'aimait. Quant à Dhruv, elle en était certes amoureuse, mais l'aimait-elle ? Et lui, est-ce qu'*il* l'aimait ?

Elle cueillit un chrysanthème imaginaire dans un massif imaginaire et en effeuilla les pétales un à un. *Il m'aime un peu, beaucoup, passionnément, à la folie, pas du tout. Il m'aime un peu, beaucoup, passionnément, à la folie**. Le dernier pétale tomba.

Il m'aime à la folie, se dit-elle à part soi.

“Qu'est-ce que tu dis, chérie ? demanda Dhruv en l'attirant vers lui.

Elle pensa à l'arbre qui tombe dans la forêt, sans personne autour de lui pour l'entendre. Elle s'était toujours demandé si cela produisait un son. Elle n'en doutait plus lorsqu'elle tomba dans ses bras pour la dernière fois. Cela produisait sûrement un son, puissant et clair – comme les battements de cœur de Dhruv.

*

C'était à cela que je pouvais lui être utile, à la ravissante demoiselle qui avait maîtrisé ses émotions, dompté ses peurs et présenté des pièces dérangeantes à travers le monde. C'était à cela que je pouvais lui être utile, et elle l'ignorait lorsqu'elle était venue me voir pour la première fois. Or voilà qu'elle se trouvait maintenant dans mon cabinet pour me demander d'avorter.

* En français dans le texte.

"Il faut qu'en sortant d'ici je retourne à mon mari sans que rien ne se voie."

Je n'avais aucun doute qu'elle le puisse. Elle était tout à fait capable de rentrer chez elle après une dilatation et un curetage en bonne et due forme. En fait, une anesthésie n'était même pas nécessaire. Elle pouvait subir toute l'opération les yeux ouverts. Je lui prescrivis des examens de routine. Il fallait que je confirme qu'il s'agissait bien d'une grossesse intra-utérine avant de procéder à l'intervention. Cela demanderait deux semaines. Elle grimaça. Je lui dis de revenir dans quinze jours avec les résultats et lui promis que nous interviendrions immédiatement après.

Je ne voulais pas croire que cela puisse finir ainsi. Cette fois, je devais sûrement pouvoir faire quelque chose. Quand Megha avait donné naissance à sa troisième fille et Zubeida à son quatrième garçon, j'étais consciente qu'un échange eût représenté une atteinte à l'éthique. Mais cette fois, il y avait *quelque chose* à faire.

Elle revint avec les résultats, deux semaines plus tard exactement. Il s'agissait bien d'une grossesse intra-utérine et je lui expliquai que j'utiliserais une pilule abortive à base de Mifépristone pour expulser le contenu de l'utérus, qui, combinée à du Misoprostol par voie vaginale, mettait un terme à la plupart des grossesses en quatre heures environ.

"C'est tout, dis-je. Vous pourrez rentrer chez vous en voiture, les saignements et les contractions commenceront peu après."

Elle sembla soulagée et me prit le médicament des mains.

"Sinon, dis-je en plongeant dans son regard kaléidoscopique, vous pouvez attendre ici quatre heures.

— Vous voulez dire que je peux le faire ici ?

— Non, je veux dire que vous pouvez le faire dans quatre heures, mais vous asseoir ici et penser à ne pas le faire.

— Je suis troublée, docteur.

— C'est un bon début. Le trouble est un excellent point de départ.

— Que voulez-vous dire, docteur ?

— Je vous propose de vous asseoir pendant les quatre heures qui suivent à l'extérieur de mon cabinet, et d'y réfléchir. Il est seize heures trente, je reviens à vingt heures trente. Si vous voulez toujours prendre les médicaments, je vous les donnerai à mon retour.

— Mais…

— Mais vous et votre mari pourriez avoir un ravissant bébé dans neuf mois et il n'a pas besoin de savoir qu'il n'est pas de lui.

— Mais…

— Mais ce serait un gros mensonge. Et il vous faudrait le garder pour vous toute la vie. Ce que votre mari ignorera ne le blessera pas. Par ailleurs, vous savez, n'est-ce pas, que « de ma chair et de mon sang » est une illusion ? L'ADN n'est pas une émotion ; c'est un acide, comme le LSD.

— Euh, oui.

— Combien d'hommes avez-vous aimés ?"

Anjolie sourit.

"Vous avez leur ADN ? Combien de fois avez-vous rencontré des gens et éprouvé quelque chose pour eux alors que vous les connaissiez à peine, tout en ayant l'impression que vous les connaissiez depuis toujours ? Pensez-vous que vous ayez le même ADN qu'eux ?"

Anjolie secoua la tête.

“Restez donc assise dans ma salle d’attente pendant quatre heures. C’est tout ce que je vous demande. Vous allez voir plein de femmes, certaines sont énormes en fin de grossesse. Que *cela* n’influence pas votre décision.”

Anjolie rit et quitta la pièce. Huit mois plus tard, elle mettrait au monde un ravissant petit garçon.

“Et s’il devient musicien, me murmura-t-elle à l’oreille, est-ce que Neel ne se demandera pas d’où proviennent ses gènes musicaux ? Aucun de nous deux ne sait chanter, malheureusement !

— Cela n’arrive qu’à Hollywood. En Inde, un garçon finit par faire le même métier que son père.”

Ils appelèrent leur fils Siddhartha. Il a une petite touffe de cheveux hirsutes marron, un sourire asymétrique et colorie son carnet de dessins de formules moléculaires.

*

Tulsi me raconta combien sa vie avait changé au moment où elle avait vu son visage. C’étaient ces grands yeux noirs sur ce corps menu qui avaient tout déclenché. À l’instant où elle avait plongé son regard dans celui de la petite fille, elle avait su que c’était la sienne. Que fait-elle ici dans cet étrange endroit au milieu de cent autres bébés, au lieu d’être chez moi ? s’était-elle demandé. Il lui avait fallu attendre une pleine journée avant de l’emmener chez elle, toutefois. Ce fut le jour le plus long de sa vie et elle passa la nuit à rêver qu’elle était aide-soignante à la maison d’adoption.

Quand ils l’emmenèrent à leur domicile, pesant cinq kilos deux cent cinquante grammes à sept mois, elle était la femme la plus heureuse du monde. Sa fille était enfin chez elle.

Ils l'appelèrent Tanya. À son arrivée, elle n'était pas capable de se retourner. Elle parvenait à peine à maintenir sa tête droite. Mais au bout d'une semaine, elle se roulait dans son lit. Et un mois plus tard, elle commençait à ramper. Son premier mot fut "papa", parce qu'il est plus facile de prononcer "papa" que "maman", me dit Tulsi.

"Le langage a-t-il été créé par les hommes ?" s'interrogea-t-elle en souriant.

Je ris.

"Mais, sérieusement, docteur, *ma* est un son nasal, n'est-ce pas plus difficile à articuler ?

— J'ai la conviction que le langage a été créé par les hommes, dis-je, mais les hommes ont été créés par les femmes."

Nous rîmes de concert. C'était un délice de voir Tulsi dans cet état. Elle était venue me voir pour un stérilet. Elle m'annonça que Dhruv et elle ne souhaitaient pas avoir d'autre enfant pour le moment et que lorsque ce serait le cas, ils adopteraient à nouveau.

"Mais il faudra que ce soit un garçon", précisa-t-elle.

En effet, selon la loi indienne sur l'adoption, il est impossible d'adopter deux filles ou deux garçons ; si vous avez déjà un garçon, vous ne pouvez adopter qu'une fille, et vice-versa.

Je lui dis de revenir se faire poser le stérilet lorsque son cycle menstruel aurait commencé.

"Et Dhruv, demandai-je, comment va-t-il ?

— La petite T en fait ce qu'elle veut. Il suffit qu'elle décoche son sourire édenté pour qu'il se mette en quatre !"

*

Remettre de l'ordre dans sa vie n'avait pas été évident pour Dhruv. En sortant de l'appartement biscornu d'Anjolie, ce fameux jour, un nuage gargantuesque qui planait dans le ciel vint se loger dans son cœur battant. Il était incapable de respirer ; il alluma une cigarette, chargeant la nicotine de lui nettoyer l'esprit. Les voitures le dépassaient à toute allure et un gros bus vert s'arrêta juste à sa hauteur. Il décida de laisser sa voiture devant chez elle et grimpa dans le bus. Il trouva une place assise côté fenêtre. Juché sur son siège, il regardait maintenant la ville d'en haut. Les arbres frôlaient la fenêtre, les arrêts défilaient et les gens disparaissaient. Les couleurs vives des affiches de films tamouls qui s'étalaient sur les murs représentaient toutes un homme et une femme amoureux l'un de l'autre.

Il avait un trou dans le cœur. C'était comme si on lui en avait sectionné cinq centimètres au bistouri. Le reste de son corps était en train de combler le vide.

Une grosse femme dans un sari bleu électrique avec de faux diamants pendant d'un côté de son nez épaté monta et s'assit à côté de lui. Elle ouvrit une boîte en fer dont elle sortit une *dosa* généreusement saupoudrée de piment en poudre. Dans le couloir, un lycéen grand et maigre aux joues creusées ; à côté de lui, une petite fille de sept ou huit ans suçait une glace d'un orange acidulé. Le bus empestait la sueur et la malchance mais il était apaisant de se trouver au milieu d'étrangers pour faire le deuil de sa perte. Bientôt, il lui faudrait retourner à Tulsi et faire semblant que tout allait bien, et ce pendant des jours et des jours.

Le contrôleur se faufila et lui demanda jusqu'où il allait. "Au terminus", répondit Dhruv en glissant dans sa main un billet de vingt roupies. "Broadway", dit le contrôleur en lui donnant sa monnaie et son ticket. À peine eut-il touché sa main qu'il s'envola par la fenêtre. Je viens de perdre mon ticket pour Broadway, songea-t-il, peiné.

Il descendit à Broadway et alluma une autre cigarette. Le soleil orange pâle était en train de sombrer et l'obscurité naissante ajouta à sa tristesse. Il décida de rentrer à la maison et de braver l'orage. Je ne peux pas continuer éternellement à me cacher, pensa-t-il, et il fit signe à un rickshaw. Après avoir indiqué mécaniquement au chauffeur "Cenotaph Road", il se rappela qu'il avait laissé sa voiture devant chez Anjolie. "Greenways Road", rectifia-t-il, en regrettant qu'elle ne vive pas à Ambattur, à Avadi ou quelque part de suffisamment loin pour qu'il n'ait plus jamais l'occasion de passer devant.

Il ne reverrait plus Anjolie. Elle avait été ferme sur ce point. "J'en mourrais", lui avait-elle dit avec ses yeux noirs qui dansaient face aux siens. Elle allait changer de numéro de portable. Le nombre de baisers dont elle l'avait couvert avant de partir ! Une centaine sur le visage, comme si par cette répétition elle était en mesure de fabriquer des souvenirs pour la postérité. Elle allait avorter et elle ne souhaitait pas qu'il soit présent quand elle le ferait. "S'il te plaît, avait-elle dit en larmes, c'est plus facile pour moi comme ça." Seul importait ce qui était plus facile pour *elle*. Et lui, dans tout ça ?

Arrivé à Greenways Road, Dhruv donna deux billets de cent roupies au chauffeur. "*Thanks saar, romba thanks*", lui cria le chauffeur, extatique, tandis qu'il se dirigeait vers sa voiture. Il aurait aimé être à sa place.

Son impeccable voiture menthe claire se détachait dans la lumière du crépuscule. Il monta dedans et démarra. Il avait dans la tête un vieil air mélancolique d'un film malayâli qu'il avait vu avec sa mère lorsque ses parents venaient de se séparer. Il tenta de visualiser le visage d'Anjolie tel qu'il lui était apparu la dernière fois sur le seuil de chez elle, mais il se désintégra : ses succulentes lèvres s'affaissèrent, le contour de ses joues s'assombrit, ses cils se dressèrent de leur propre fait et son regard s'évanouit.

En cinq minutes il fut devant chez lui et se gara. Il traîna les pieds dans l'escalier, chaque marche résonnait. Il introduisit la clé dans la serrure ; en ouvrant la porte, la poignée lui renvoya un reflet déformé de son visage. Il la referma doucement. Il retira ses chaussures, puis ses chaussettes, en introduisant une dans chaque chaussure. Il imagina la masse d'autres chaussettes semblables, sagement rangées dans le placard, et réalisa qu'il suffisait de deux pour faire la paire.

Il pénétra dans la chambre. Tulsi était allongée nue sur le lit, des larmes dans les yeux, ses vêtements en désordre sur le sol. La pièce sentait la citronnelle et les pétales de rose.

"J'ai cru que tu ne reviendrais plus jamais, dit-elle en le serrant fort.

— Ne sois pas stupide, Tuls. Où veux-tu que j'aille ?"

Elle l'embrassa, passa la main dans ses cheveux, puis posa la tête sur son épaule en lui caressant le cou. Elle lui dit que tout allait bien se passer, qu'ils allaient adopter une petite fille et que leur vie allait changer. Et elle avait raison car elle changea à l'instant même où il vit le visage de sa petite fille et ses grands yeux noirs. Le trou de son cœur fut comblé, et Dhruv retrouva son souffle et redevint un tout.

15

J'ai dans la main un petit écrin à bijoux. Il est serti de pierres précieuses et, lorsqu'il est éclairé par ma lampe de chevet, le soir, il vibre de souvenirs. Les deux rubis sont d'un rouge profond, le gros saphir, au centre, est azur, et les deux petites topazes, sur les coins, luisent comme des lucioles dans le noir.

Sid me l'a donné lors de notre récente expédition à Jaisalmer. Les os broyés par le safari à dos de chameau, nous étions allongés sur le sable du désert et fixions le ciel lorsqu'il l'a sorti de sa poche et me l'a posé galamment dans les mains. Croyant qu'il m'offrait une bague, je me suis relevée et ai ouvert le coffret. "Il est fait de pierres précieuses", a-t-il dit, et j'ai admiré l'objet en feignant d'avoir toujours su qu'il était vide.

Mais, le dernier jour de notre excursion, tandis que les palais défilaient tels des étoiles à l'horizon, il m'embrassa passionnément dans le train cahotant et me susurra que j'étais sa princesse. En regardant l'écrin aujourd'hui, promesse vide sur une table de chevet, je me demande ce qu'il avait en tête en me faisant cadeau de cet extravagant objet, aux dimensions idéales pour contenir une bague.

Je m'installe dans mon lit, ouvre *Le Meilleur des mondes* et entre dans la salle de fertilisation où des embryons en développement nagent dans des éprouvettes pour y croître, proliférer, se diviser et devenir quatre-vingt-seize jumeaux identiques dans chacune. En tant que gynécologue refusant de créer des bébés-éprouvette, cette seule pensée m'horrifie. Je pense au besoin impérieux de procréer de l'être humain, à l'acceptation des femmes de se soumettre au long et usant – émotionnellement, physiquement et financièrement – processus de la fécondation *in vitro*, au nom d'une idée infondée du biologique.

Mon esprit retourne au pas de course au meilleur des mondes entre mes mains. Je me répète à moi-même l'idée selon laquelle chacun appartient à tous, à la fois intriguée et fascinée. Mais dans ce monde qui est le nôtre, vieux et lâche, nous convenons de formules sociales telles que le mariage, affirmant que chacun n'appartient *pas* à tous. Et qui prendrait ses distances avec ces conventions se verrait traité de hors-la-loi.

Je pense à Jean-Paul Sartre et Simone de Beauvoir, dont le lien n'était pas fondé sur la fidélité mais sur l'honnêteté. Ils pouvaient avoir des relations avec d'autres, mais avaient conclu un pacte en vertu duquel ils devaient tout se dire, en particulier au sujet de leurs écrits. Ils étaient conscients que toute passion sexuelle a une fin, et ne voulaient pas se lier l'un à l'autre par un engagement. Ils ne voulaient pas que leur relation devienne routine. Elle devait être un libre choix, constamment renouvelé. Ils n'ont jamais habité ensemble et nombre de leurs conversations se sont déroulées dans des cafés et des restaurants, autour d'un repas, d'un verre de vin ou d'un whisky. La légende veut que Sartre et Beauvoir se soient retrouvés dans les cafés de Saint-Germain-des-Prés comme le Café de Flore ou Les Deux Magots pour s'y réchauffer lors des hivers rigoureux de l'Occupation. Ils habitaient dans des hôtels bon marché et sans chauffage, écrivaient toute la journée et se rendaient dans les cafés pour se blottir près du poêle.

C'est ainsi que je nous vois, Sid et moi, dans des années, blottis l'un contre l'autre pour nous tenir chaud, comme nous le fîmes près du feu dans le désert, avant qu'il ne m'offre la petite boîte à bijoux.

Il est temps que je me couche. Une intervention est programmée à six heures demain matin, mais je n'arrive pas à poser le livre bien qu'il soit minuit passé. Je finis par éteindre la lampe, la petite boîte disparaît en même temps que la chambre et, comme Lenina, je m'estime autorisée à prendre un congé complet et absolu de la réalité. Je m'imagine avalant six comprimés de *soma* et, en quelques minutes, m'embarquant pour l'éternité lunaire.

*

Une femme en burqa sort d'une Volkswagen Jetta et entre dans la librairie Landmark située en sous-sol de Nungambakkam High Road. On pourrait croire qu'elle a porté des talons toute sa vie. L'entrée est à droite, la sortie à gauche et, sur le mur, face à elle, sont affichés une vingtaine de posters annonçant des pièces, des chorégraphies, des concerts dans la ville. Elle y jette un coup d'œil puis ouvre la porte vitrée sur la droite et pénètre dans l'espace climatisé. Elle hume l'odeur de livre neuf qu'elle aime tant et sourit.

Elle soulève son voile. Ce fut une très belle femme mais elle a terriblement grossi. Elle est reconnaissante à sa burqa noire de dissimuler quelques centimètres de son tour de taille. Elle mange plus depuis qu'ils sont devenus aisés, mais elle lit plus, également. Sa bibliothèque contient dorénavant plus d'un seul livre.

Elle possède une collection de cinq cents ouvrages soigneusement classés par ordre alphabétique.

Cinq ans auparavant, elle avait eu l'idée de mettre en ligne la boutique de Triplicane et son mari vend maintenant des ensembles jupe longue-corsage et *salwar-kameez* aux mariées musulmanes du monde entier. Ils résident dans une superbe maison de Khader Nawaz Khan Road. Ce qui ne l'empêche pas de rendre visite à son ancienne voisine de Triplicane. En général, elle vient avec un tout nouveau DVD.

Zubeida est une femme heureuse. Elle dispose d'une bonne pour laver la vaisselle et d'une cuisinière pour préparer tous les repas. Son fils aîné, Nabil, est un élégant adolescent. Elle est loin l'époque où elle observait par la fenêtre ses enfants rentrant de l'école tels de pauvres petits lutins.

Elle fait le tour de la librairie. Elle cherche un livre intitulé *Dear Scott, Dearest Zelda*, un recueil de lettres d'amour entre Scott et Zelda Fitzgerald. Elle avait déjà lu *Gatsby le Magnifique*, *L'Envers du paradis*, *Tendre est la nuit*. Elle avait adoré l'histoire de l'ascension et de la chute du jeune psychanalyste prometteur et de sa femme Nicole, qui était une de ses patientes. Elle avait lu que le roman était autobiographique et que le personnage de Nicole s'inspirait de la séduisante femme de Fitzgerald, Zelda. Elle était sûre qu'ils n'auraient pas le livre en stock, il faudrait le commander. Elle se dirige donc vers le rayon "classiques". Elle se trouve à la lettre "W" avec Edgar Wallace, Horace Walpole, Albert Webster, H. G. Wells, Oscar Wilde, Virginia Woolf. Elle s'arrête.

Elle entre presque en collision avec un charmant jeune homme qui a des vues sur le même livre qu'elle, *Mrs Dalloway*. Il lui adresse un curieux sourire. Une femme en burqa feuilletant des livres, cela ne se rencontre pas tous les jours. Quel beau regard innocent, et ces yeux marron soulignés de khôl sous la lumière blanche du magasin ! Ses mains dodues la vieillissent par rapport à son visage, on dirait qu'elles ont préparé une tonne de *biryani* au mouton, pourtant elles donnent l'impression d'aimer tourner les pages d'un livre également.

Zubeida l'observe. Il a de petites rides au pourtour des yeux, comme s'il examinait quelque chose. Il est rasé de près, sa chevelure noir d'encre ramenée en arrière et lissée au gel est assortie à la couleur de sa chemise Lacoste. Il a l'air de sortir de la douche.

"Il doit bien y avoir un autre *Mrs Dalloway*, dit-il en lui donnant le livre.

— Sans doute, mais probablement d'un autre éditeur avec une autre couverture.

— J'aime bien *cette* Mrs Dalloway. Je la trouve assez belle sur la couverture."

Zubeida tousse. Elle n'a pas parlé à un autre homme que son mari depuis bien longtemps.

"Gardez-le", dit-elle en lui lançant le livre avant de s'éloigner. Elle traverse la librairie, passe les caisses, sort et gravit les marches. Toutes ces années elle s'était sentie comme un oiseau en cage lorsqu'elle se trouvait dans une pièce, attendant d'être rendue à l'air libre. La cage s'était agrandie, elle avait pris la taille de la pièce qui à son tour avait pris la taille d'une maison, elle-même prenant la taille de la ville. Lorsqu'elle s'était envolée pour le festival de shopping de Dubaï, la ville avait pris les dimensions du monde entier. Mais, pense-t-elle en abaissant le voile de sa burqa, elle se sent toujours prisonnière. Le monde est sa prison.

L'homme en polo noir tient *Mrs Dalloway* dans ses mains comme s'il était aussi précieux et fragile que du cristal et se dirige vers les caisses. Lorsqu'il sort son portefeuille de la poche de son jean, une de ses cartes de visite tombe par terre. Il paye rapidement et sort. Elle est partie. Il s'en veut d'être aussi ridicule. Elle avait l'air suffisamment vieille pour être mariée et mère de trois enfants. Une fois dans sa voiture, il retire *Mrs Dalloway* du sac en plastique et sourit à la couverture.

"L'homme en chemise noire qui vient de sortir a perdu cette carte de visite", dit quelqu'un en la tendant au caissier.

Zubeida est juste derrière. Elle est revenue car elle a oublié de passer commande de *Dear Scott, Dearest Zelda*. Elle passe sa commande, prend deux classiques au passage et passe payer à la caisse. Elle jette un œil à la carte abandonnée sur le comptoir. *Sandeep Bharadwaj*, *architecte du paysage*, peut-on y lire.

*

Megha fait un rêve.

Elle rêve qu'elle porte un pantalon. Et que sous ce pantalon se trouve une assez longue queue difficile à dissimuler. Elle est dans une pièce remplie d'hommes qui lui parlent comme si elle avait des choses importantes à déclarer. Ils lui serrent la main et lui parlent politique. "Que pensez-vous des dispositions du Parlement concernant l'exclusion pour défection ?"

lui demande un jeune homme. Soudain, elle réalise qu'elle a une réponse, qu'elle sait tout. Elle s'apprête à lui dire ce qu'elle en pense lorsque sa queue surgit de son pantalon et elle quitte la pièce en courant.

Megha a eu une autre petite fille. Sa quatrième est la plus chanceuse. Elle est née avec un cœur brisé. Son petit cœur avait une série de malformations qui rendaient le ventricule gauche incapable de pomper le sang. Et comme ils étaient tous en train de se lamenter sur la naissance d'une quatrième fille, ils ont tardé à l'emmener chez le chirurgien et l'enfant en porte les cicatrices à vie. Lorsqu'elle est finalement sortie de l'hôpital pour aller chez elle, tremblante et infirme pour le reste de son existence, son père en larmes l'a prise dans ses bras et l'a embrassée.

Tout le monde s'est pris d'affection pour son petit visage triste et son regard immobile : le pachyderme qui se dandinait autour de son berceau, la créature au visage ovoïde, aux bras et aux jambes malingres, et le reste de la ferme des animaux. À la suite de sa naissance, les filles sont devenues les égales des garçons dans la vaste demeure de Purasawalkam.

*

Si vous l'aviez vue d'un rickshaw du haut de l'échangeur de Gemini Circle, elle vous aurait fait penser à un lapin blanc. Si vous l'aviez vue à partir de l'autre côté de Mount Road, où de gigantesques panneaux d'affichage de films tamouls surplombent des flamboyants, si vous aviez vu l'élasticité de son pas rapide en direction de Greams Road, vous l'auriez prise pour une jeune fille. Mais si vous l'aviez croisée sur le trottoir, vous auriez deviné qu'elle avait cinquante ans.

À l'âge où la plupart des gens se préparent à prendre leur retraite, elle s'était mise à travailler. En fait, elle venait de commencer le jour même et était en train de se remémorer chaque moment, depuis son entrée dans les bureaux jaune et bleu de l'agence de voyages où elle avait pris place devant un ordinateur avec le monde à portée de doigts, jusqu'à l'instant présent où elle marchait sur le trottoir, aussi insouciante qu'une écolière.

Elle ne parvenait toujours pas à croire que c'était elle qu'on avait choisie plutôt qu'une parmi toutes les jeunes filles qui s'étaient présentées à l'entretien. Compte tenu du fait qu'elle avait cessé de travailler depuis plus de vingt ans, elle s'attendait à recevoir une lettre de rejet. Au lieu de quoi, quelques heures après l'entretien, on l'avait appelée pour lui dire qu'elle était engagée. Elle n'avait pas besoin de cet argent, mais elle *avait besoin* de travailler.

Lorsqu'elle était sur le point de reprendre son travail pour une compagnie d'aviation, après son congé maternité, de retour de son premier jour d'école, son bout de chou lui avait demandé si elle la trouverait toujours à la maison quand elle rentrerait. Oui, lui avait-elle répondu en fixant ces yeux marron inquiets, et renonçant définitivement à travailler. Mais le bout de chou avait maintenant vingt-cinq ans. Et elle habitait Los Angeles. Pourquoi ne m'a-t-elle pas encore appelée ? Aurait-elle oublié mon cinquantième anniversaire ? Cinquante ans, c'est une étape tout de même, non ?

Elle pénétra dans Greams Lane, passa devant quelques maisons puis poussa le portail. La voiture de son mari n'était pas là. Sans doute était-il allé jouer au tennis, pensa-t-elle, et elle entra. Les fenêtres étant ouvertes, elle fit un petit mot à son mari pour qu'il les ferme en partant, à l'avenir. La maison était d'une propreté inhabituelle et elle se demanda ce qu'*il* mijotait.

Elle se dirigea vers la douche. Sous l'eau fraîche qui pesait de plus en plus sur ses cheveux, elle pensa à nouveau à Pooja. Petite, pendant que sa mère se douchait, elle jouait avec le savon, soufflant dessus jusqu'à ce qu'il en sorte des bulles. Soudain, l'envie lui prit de faire des *gulab jamun*. Elle se sécha, passa une chemise de nuit et se rendit dans la cuisine. Elle ouvrit un paquet de lait en poudre qu'elle vida dans un bol. Elle ajouta du lait liquide et du beurre et commença à pétrir la pâte, qu'elle divisa en petits morceaux. Elle les compta. Il y en avait cinquante. Son mari était diabétique. Pourquoi en préparer autant ? se demanda-t-elle. Elle continua cependant, et, au fur et à mesure qu'elle modelait la pâte en petites boules dans sa paume, elle se détendait. Elle fit délicatement glisser les boulettes au fond d'une poêle remplie d'huile chaude, qu'elle remua avec précaution pour que les boulettes brunissent uniformément, et fredonna un air. Quand les boulettes furent remontées à la surface, elle les plongea dans du sirop de sucre. Elle posa le récipient chaud rempli de *gulab jamun* sous le ventilateur et tenta une nouvelle fois d'appeler Pooja. Il était six heures du matin à Los Angeles, pourquoi sa fille n'était-elle pas à la maison ?

Elle mit une grosse *jamun* dans sa bouche. Sa douceur emplit son corps et elle ressentit une double sensation de chaleur et de sérénité. Mais où était son mari ? Et sa fille ? À un tournage tôt le matin ? Ou n'était-elle pas encore revenue d'un tournage tard de la veille au soir ? Pooja avait parlé d'une scène sur Sunset Boulevard pour un film expérimental qu'elle était en train de réaliser. Elle commença à s'inquiéter. Elle essaya son portable.

Et puis on sonna à la porte. Ce devait être son mari qui rentrait de son tennis. Elle reposa l'appareil et ouvrit la porte. Une ravissante jeune femme lui apparut avec une énorme valise. Elle la regarda de plus près et fondit en larmes. La femme à la valise la prit dans ses bras.

"Bon anniversaire, maman", dit Pooja, en faisant disparaître les larmes sous ses baisers.

*

S'il n'avait pas été question de ces six femmes, c'eût été de nous, de toi et moi marchant sous le soleil du crépuscule aux îles Andaman, l'année d'avant le tsunami. Toi, regardant les imprévisibles nuages, et moi te regardant, pour le plaisir. Il aurait été question de notre turbulent vol de retour des Maldives sur Indian Airlines, la main dans la main tandis que le soleil colorait le ciel, puis de la fin quand, à l'aéroport, tu quittas l'Inde, et moi avec. Cette nuit-là, je suis rentrée à la maison avec une sensation de vide dans les os, comme s'ils étaient constitués d'air, comme s'ils pouvaient s'envoler si je les laissais faire, abandonnant mon cœur effondré. Il aurait été question de notre dernier petit-déjeuner au Flurys lorsque j'étais venue te rendre visite à Calcutta ; tu écrivais cet interminable article pour Lonely Planet et l'endroit était rempli d'œufs de Pâques de toutes les tailles, de toutes les couleurs et de toutes les saveurs mais de cette forme inaltérable qui t'évoquera en moi à tout jamais. Il aurait été question de cette nuit grenat au cours de laquelle nous avons sifflé une bouteille de vodka, regardé par son goulot d'une propreté éclatante, nous imaginant dans un aéroport perdu en train de choisir notre destination. Mais, même pour Madras, la nuit était atrocement chaude, et tu partais le lendemain.

Mais chéri, dans tous mes souvenirs de toi, il fait soleil, il pleut, ce sont des vacances azuréennes ; le ciel plonge sur mon visage pour le toucher, comme la douce couverture bleue qui me recouvrait quand j'étais petite. Et tu sais ce qu'il me dit, le ciel ? Il me dit que ce n'est pas vrai. Que ça n'a jamais existé. Ce ne furent que des vacances, des vacances de deux esprits qui ne se sont jamais rencontrés en temps réel.

Il fait nuit, maintenant. Hormis les ballons rouges à l'aspect de coquilles d'œuf qui captent la lumière, l'obscurité domine. Nous sommes la veille du Jour de l'an. Le nouveau millénaire a dix ans. Il n'est plus très nouveau. Je suis à une réception dans l'un des rares endroits paisibles de la côte autour de Mahabalipuram. Il y a des ballons rouges partout : sur les murs, aux fenêtres et au faux plafond du petit restaurant de fruits de mer au bord de l'eau. Nous sommes assis à l'extérieur en train de boire du champagne, une incongruité dans cette partie du monde. Je me demande ce que je célèbre. Une nouvelle année ? Une nouvelle vie ?

Une conversation est en cours à table, quelques confidences d'oreiller, des rires aux deux bouts, mais je n'entends que la mer, je ne vois que les vagues qui s'élèvent puis viennent se briser sur le sable. J'ai toujours pensé que *somewhere beyond the sea, somewhere waiting for me, my lover stands on golden sand and watches the ships go by*, comme dans la chanson de Sinatra.

J'ai toujours imaginé Sid, debout sur le sable doré, les pieds dans l'eau, m'attendant quelque part et regardant les voiliers passer. Je me trompais. Il regardait une femme en voilier – une véliplanchiste norvégienne, pour être précis.

Qu'y a-t-il de mal à cela ? Je n'ai jamais attendu de Sid qu'il me soit fidèle. Comment le pourrais-je, alors que je ne crois pas à l'idée de s'attacher quelqu'un au moyen de règles ? Il a regardé passer une femme qui aimait la voile, et alors ?

"Tu es mon âme sœur, m'a-t-il déclaré ce matin au téléphone, et tu le resteras." Et une âme sœur, on ne l'épouse pas ? ai-je été tentée de lui lancer, mais je connaissais la réponse. S'il m'avait demandé de l'épouser, j'aurais dit oui depuis longtemps. Mais il ne l'a jamais fait et j'ai continué à prétendre que je n'étais pas du genre à me marier, et ce pendant des années, jusqu'à me persuader de mon mensonge. L'a-t-il cru ? Est-ce pour cette raison qu'il ne m'a jamais proposé le mariage ?

Ce serait merveilleux de pouvoir le supposer, mais ne nous leurrons pas. Sid ne m'a jamais demandé de l'épouser parce qu'il n'en éprouvait pas l'envie. À côté de cela, c'est un esprit libre, un voyageur sans frontières, or je suis un médecin avec des frontières très marquées, découpées autour de cinq parcelles et demie dans le quartier de Mylapore.

Alors qu'est-ce qui a fait qu'il lui a proposé à *elle* ?

Quand je pense à la douleur endurée par Dhruv et Anjolie, je les envie. Pour le côté dramatique, mais aussi parce que se séparer après être tombés dans les bras l'un de l'autre pendant des jours et des jours constitue un choc pour les sens, et on baigne dans une telle douleur, la limite entre plaisir et douleur s'efface lentement, jusqu'à ce qu'un beau jour on se réveille reconstitué.

Je n'ai jamais vu Sid régulièrement. Nos moments ensemble étaient peu nombreux et espacés. J'ai vécu avec l'idée de le voir quotidiennement, et les idées sont tenaces. J'ai toujours pensé que cela se terminerait en conte de fées. Je serais Cendrillon dans le dernier acte et lui, mon prince, mon champion, mon sauveur. Mais qui leurrais-je ? Je n'étais pas une princesse, je n'en portais que le costume, et lorsqu'il m'embrassa, je me transformai en grenouille.

Je ne lui ai jamais dit combien je l'aimais parce que j'attendais qu'il le fasse. Parce que c'est à l'homme de faire les premiers pas. Et donc, malgré tous mes beaux discours sur l'égalité de capacité entre hommes et femmes, j'ai échoué misérablement, tout du moins dans ce petit domaine qu'on appelle l'amour. Et l'amour n'est-il pas ce qui fait tourner le monde ? Non, dit une voix dans ma tête. Le monde depuis sa naissance tourne sur lui-même, et à la manière d'un patineur artistique centré sur un unique point de la glace, il tourne et tourne encore.

Je regarde le ciel. Les étoiles sont éparpillées comme des copeaux sur le sol et une lune pâle à l'air bilieux se repose discrètement dans un coin. J'ai hâte que la nuit s'achève. J'ai hâte de rentrer chez moi. Des feux d'artifice éclatent. Le ciel se couvre de fleurs dorées comme la fontaine de la maison de mon grand-père pour les grandes occasions. Autour de moi, les gens téléphonent. Je me bouche les oreilles et regarde la mer.

Je ne peux m'empêcher de faire des hypothèses. Si j'avais quitté Madras quand elle s'appelait encore

Madras et suivi Sid autour du monde comme il me l'avait proposé, est-ce que nous serions ensemble aujourd'hui ?

Mon portable sonne. C'est la clinique qui m'annonce que la femme de la 212 est en travail. Je suis contente de quitter cet endroit, d'arrêter de faire comme si tout allait bien dans le monde. Je ne sais ce qui est pire, le sentiment de déprime ou prétendre qu'il n'existe pas ? Je suis la route de la côte jusqu'à la ville, silencieuse. J'arrive à la clinique, mets au monde un bébé tout neuf puis entre dans mon cabinet. Je m'assieds à mon bureau et regarde les rideaux jaune pâle impassibles. Je bois du café. J'écris. Je reprends du café.

Dans le cas d'une roulette, si la force de la main ainsi que la période de cette force étaient connues, on pourrait déterminer avec certitude le nombre sur lequel la boule s'arrêtera. Mais dans la vie, cette force demeure toujours inconnue. On ne peut que constater les numéros sur lesquels la boule s'arrête. La moitié sont des pairs, l'autre de terribles impairs.

Il fait plus clair maintenant. La table d'examen reprend des couleurs, les dates du calendrier commencent à briller et le Doppler s'anime. Je tire les rideaux et observe le soleil escalader le panorama urbain accidenté de Chennaï, comme un bébé tentant de monter sur les genoux de sa mère. On frappe à la porte, la première patiente vient d'arriver. D'autres suivent, et puis d'autres, telles des fourmis dans un pot de miel. Elles écartent les jambes et m'adressent un regard d'espoir ; j'aimerais, ô combien j'aimerais, pouvoir leur donner des ailes.

REMERCIEMENTS

Je souhaite remercier V. K. Karthika, directrice éditoriale chez Harper et Collins, pour avoir lu la première et brouillonne version de ce livre, m'avoir trois jours après sa réception donné son accord, et pour les précieuses suggestions qu'elle m'a ensuite faites. Neelini Sarkar, mon éditeur, pour ses remarques aussi promptes que judicieuses qui m'ont permis de passer à l'étape supérieure. Prema Raghunath, pour sa lecture enthousiaste du manuscrit à l'état encore embryonnaire. Le Dr Uma Ram, d'être la merveilleuse gynécologue qu'elle est, et de m'avoir généreusement dispensé son temps pour relire le manuscrit en ma compagnie. Le Dr Sheela Nambiar, pour m'avoir donné accès à sa fraîche approche de la profession. Tishani Doshi, pour avoir été l'écrivain dont un autre écrivain a parfois besoin.

Venons-en maintenant aux hommes de ma vie. Merci à mon père, pour m'avoir transmis l'étonnant don qu'est l'écriture. À mon père Noël personnel, Praveen, pour m'avoir soutenue page après page. À Kumaravel, pour cette inoubliable virée dans les trains volants qui m'a fait découvrir Madras d'un œil neuf. À Avinash, pour avoir pensé que je recevrais le Booker Prize alors que j'en étais au premier chapitre.

Enfin, ce livre n'aurait jamais été écrit si je n'avais pas lu *The New Our Bodies, Ourselves*, du Boston Women's Health

Book Collective, qui m'a aidée non seulement à démystifier la médecine, mais aussi les femmes elles-mêmes, et m'a appris l'importance pour elles de "revendiquer" leur corps en prenant la responsabilité de la reproduction, ainsi que de posséder le pouvoir de changer leur vie.

OUVRAGE RÉALISÉ
PAR L'ATELIER GRAPHIQUE ACTES SUD
ACHEVÉ D'IMPRIMER
SUR ROTO-PAGE
EN AVRIL 2014
PAR L'IMPRIMERIE FLOCH
À MAYENNE
POUR LE COMPTE DES ÉDITIONS
ACTES SUD
LE MÉJAN
PLACE NINA-BERBEROVA
13200 ARLES

DÉPÔT LÉGAL
1re ÉDITION : MAI 2014
N° impr. : 86783
(Imprimé en France)